# DE L'ANKYLOSE OSSEUSE

DE

# L'ARTICULATION TEMPORO-MAXILLAIRE

AU POINT DE VUE DE SON TRAITEMENT CHIRURGICAL

(OSTÉOTOMIE — RÉSECTION — OSTÉOCLASIE)

**Par le Docteur Georges ZIPFEL**

Ancien externe en médecine et en chirurgie des hôpitaux de Paris
Élève du service de santé militaire

PARIS
G. STEINHEIL, ÉDITEUR
2, Rue Casimir-Delavigne, 2

1836

# DE L'ANKYLOSE OSSEUSE

DE

# L'ARTICULATION TEMPORO-MAXILLAIRE

AU POINT DE VUE DE SON TRAITEMENT CHIRURGICAL

(OSTÉOTOMIE — RÉSECTION — OSTÉOCLASIE)

PAR LE DOCTEUR GEORGES ZIPFEL

Ancien externe en médecine et en chirurgie des hôpitaux de Paris
Élève du service de santé militaire

PARIS
G. STEINHEIL, ÉDITEUR
2, Rue Casimir-Delavigne, 2

1886

A LA MÉMOIRE DE MON FRÈRE

A MON PÈRE

A MA MÈRE

A MES PARENTS

A MES AMIS

A MES MAITRES

M. LE PROFESSEUR B. BALL

Membre de l'Académie de Médecine
Médecin de l'hôpital Laënnec

M. LE PROFESSEUR PROUST

Membre de l'Académie de Médecine
Médecin de l'hôpital Lariboisière

M. LE DOCTEUR H. FARABEUF

Professeur agrégé de la Faculté
Chef des travaux anatomiques

M. LE DOCTEUR DELORME

Professeur agrégé du Val-de-Grâce
Médecin-Major de 1re classe

A MON MAITRE ET PRÉSIDENT DE THÈSE

M. LE PROFESSEUR LÉON LE FORT

Membre de l'Académie de Médecine
Chirurgien de l'hôpital Necker

# DE L'ANKYLOSE OSSEUSE

# DE L'ARTICULATION TEMPORO-MAXILLAIRE

### AU POINT DE VUE DE SON TRAITEMENT CHIRURGICAL

### (OSTÉOTOMIE — RÉSECTION — OSTÉOCLASIE)

## INTRODUCTION

Ce travail que nous présentons comme sujet de thèse inaugurale, nous a été inspiré par notre excellent maître, M. le professeur Léon Le Fort, qui a bien voulu nous guider dans nos recherches, et que nous prions d'agréer nos remerciements les plus sincères, pour tous les conseils qu'il n'a cessé de nous prodiguer, durant le cours de nos études chirurgicales et pour l'honneur qu'il nous a fait en acceptant la présidence de notre thèse.

Aucun travail n'ayant encore paru en France sur le traitement de l'ankylose de la mâchoire inférieure par la création d'une pseudarthrose au niveau de l'articulation temporo-maxillaire, c'est dans la littérature étrangère, allemande, anglaise et italienne que nous sommes allé puiser toutes nos observations et presque tous nos renseignements. La lecture des mémoires récents de Bassini en Italie, de Mears en Amérique, de Ranke en Allemagne, dont nous nous sommes largement inspiré, nous a amené à faire cette revue critique, des principaux travaux épars dans les auteurs, les revues et les publications de l'étranger ; ce n'est pas un mémoire que nous avons eu l'intention de faire, nous ne saurions être téméraire à ce point. Nous ne désirons qu'une chose attirer l'attention des chirurgiens de notre pays sur cette question ; puissions-nous par ce travail faciliter les recherches de nos successeurs ; c'est là notre seul et unique désir.

Nous avons tenu à répéter à l'amphithéâtre les différents procédés des auteurs ; dans un chapitre spécial, nous donnerons un résumé de nos expériences, dans lesquelles nous avons été guidé par notre cher maître, M. le professeur agrégé Farabeuf, chef des travaux anatomiques, que nous prions de vouloir bien agréer nos remerciements les plus sincères.

Nous ne voulons pas terminer cette courte introduction sans offrir à notre premier maître dans les hôpitaux, M. le professeur Ball, le témoignage de notre plus profonde reconnaissance et de notre plus vive gratitude, pour toutes les bontés dont il nous a toujours comblé.

Nous prions nos amis de la Niece et Mauclair d'accepter nos sincères remerciements, pour leur précieux concours, qu'ils ont mis largement à notre disposition, dans la traduction des ouvrages anglais et italiens.

## DIVISION DU SUJET

Nous diviserons notre travail de la manière suivante :

Nous tracerons d'abord un historique rapide, en faisant mention des principaux chirurgiens qui se sont occupés du traitement de l'ankylose de la mâchoire depuis le commencement de ce siècle.

Dans le chapitre II, nous tracerons, sans nous y arrêter longuement, l'étiologie, l'anatomie pathologique, les symptômes et le pronostic de cette affection.

Avec le chapitre III, nous entrons dans le cœur de notre sujet ; il sera consacré en effet à l'ostéotomie de l'articulation temporo-maxillaire ; chapitre divisé en quatre paragraphes 1° ostéotomie linéaire du col du condyle ; 2° ostéotomie cunéiforme ; 3° ostéotomie de l'apophyse coronoïde ; 4° ostéotomie simultanée du col du condyle et de l'apophyse coronoïde.

Nous consacrerons le chapitre IV à la résection de cette articulation ; ici deux paragraphes seulement, l'un comprenant la résection du condyle et l'autre la résection du condyle et de l'apophyse coronoïde.

Nous réservons pour le chapitre V, une étude critique des différents procédés et l'exposé d'un procédé personnel que nous avons étudié et répété à l'amphithéâtre.

Nous verrons enfin quelles conclusions générales on peut tirer de cette étude.

Nous terminons par un tableau résumé de toutes les observations que nous avons recueillies.

# CHAPITRE PREMIER

## Historique.

Jusqu'au commencement de ce siècle, l'ankylose de l'articulation temporo-maxillaire, était regardée par les chirurgiens, comme une affection au-dessus des ressources de l'art, ils n'avaient point entrevu de méthodes curatives, et n'avaient recours qu'à des remèdes empiriques. « Verduc, dit de Schulten, conseille l'eau épileptique de Langius et d'autres recettes de même nature. Jourdain guérit une occlusion persistante de la bouche, survenue au moment de l'éruption de la dent de sagesse, par des incisions sur les gencives et des cataplasmes. »

Avec Tenon, nous entrons dans une nouvelle période du traitement de l'ankylose temporo-maxillaire, il fut en effet, l'un des premiers chirurgiens qui employèrent un traitement rationnel, la dilatation progressive, au moyen de coins de bois introduits entre les dents. Toirac perfectionne cette méthode, et Larrey y eut recours dans une ankylose de cause rhumatismale. Louvrier, Bonnet emploient le redressement forcé ; pour l'application de cette méthode, furent construits différents appareils à formes particulières, tels que dilatateurs, leviers, comme ceux de Stromeyer, Heister, Valentin Mott.

Le traitement des ankyloses, par une section osseuse au voisinage de l'articulation immobile, appartient exclusivement à la chirurgie moderne, c'est Rhea Barton de Philadelphie, qui en eut l'idée mère, et ce fut lui, le premier qui appliqua sa méthode en 1826, dans un cas d'ankylose de la hanche. En 1838, Bérard songe à appliquer cette méthode dans les cas d'ankylose de la mâchoire ; dans son article *Ankylose*, en parlant du malade de Percy, malade dont toutes les articulations étaient ankylosées, et à qui on fut obligé d'arracher deux dents, pour introduire les aliments dans la bouche, Bérard s'exprime en ces termes : « Nous croyons qu'il serait préférable d'appliquer ici un traitement analogue à celui que Rhea Barton a mis en usage pour rendre à la cuisse les mouvements dans un cas d'ankylose de l'articulation coxo-fémorale. On devrait découvrir et scier chacun des condyles de la mâchoire, et par des mouvements souvent répétés, déterminer l'établissement d'une fausse articulation. » Velpeau en 1839, en parlant de l'instrument de Valentin Mott, agissant à la fois, à la manière d'un coin, d'un levier et d'une scie, termine son appréciation par ces mots : « Cet instrument pourrait, à la rigueur, diviser l'apophyse coronoïde ou la racine du col du condyle. » A Velpeau, dit Verneuil, revient l'honneur de l'invention instrumentale et de son application. En 1840, Carnochan de New-York, traitant une ankylose par la dilatation forcée, au moyen d'un instrument à vis, détermina une fracture du condyle, et obtint ainsi de la mobilité; il entrevit alors ce nouveau mode de traitement, aussi plus tard, réclamait-il pour lui, l'idée première de la formation d'une pseudarthrose. Dans sa thèse de concours pour la chaire de médecine opératoire, le professeur Richet, en 1850, proposait pour le traitement de l'ankylose, la section du col du condyle, et en donnait un plan fort complet, plan que nous reproduisons plus loin.

C'est à G. Humphry de Cambridge, que revient l'honneur d'avoir fait le premier, en 1854, la résection du condyle dans un cas d'ankylose consécutive à une arthrite rhumatismale ; cette intervention fut suivie d'un plein succès. Nous avons cru devoir reproduire cette observation en entier telle qu'elle est rapportée dans *The association med. Journal* 1856.

La même année von Burns de Tubingen, enlevant la branche montante du maxillaire, eut un résultat malheureux. Puis Dieffenbach en 1856 reprend la question dans sa *chirurgie opératoire*, et propose de sectionner la branche montante du maxillaire inférieur, le plus près possible du col du condyle, par l'intérieur de la cavité buccale ; Grube de Charkow, mit ce procédé à exécution en 1863. C'est alors que parurent les mémorables travaux de Rizzoli en Italie, (1857), d'Esmarch (1859) en Allemagne, et les chirurgiens abandonnèrent complètement les premiers procédés pour ne plus s'occuper que de ceux des deux illustres chirurgiens italien et allemand : mais ces deux procédés ne rentrent nullement dans notre sujet.

Il faut arriver, jusqu'en 1872, à la communication de Bottini, à l'Académie de Médecine de Turin, où pour un cas d'ankylose temporo-maxillaire double, il fit la résection des deux condyles « ne pouvant, dit-il, imiter Rizzoli, en fracturant la mâchoire, car l'obstacle était double, ne voulant pas imiter von Burns en incisant la branche montante, dont le résultat était mauvais, je préférais faire l'excision des condyles. »

Dès lors, les travaux se multiplièrent ; Little en 1873, Whitehead en 1874, publient des observations intéressantes ; Kœnig en 1878, dans le *Deutsche Zeitschrift für Chirurgie*, donne un plan opératoire fort complet suivi de deux observations à l'appui. Il trouve des imitateurs dans Hagedorn, Langenbeck, Ranke, de Schulten, etc... Enfin paraissent les mémoires importants, déjà cités de Bassini en Italie en 1879, de Mears, en Amérique, en 1883 ; de Ranke, en Allemagne, en 1885 ; ce dernier auteur, rassemble une douzaine d'observations, dont trois personnelles. Le traitement de l'ankylose de la mâchoire inférieure, par la création d'une pseudarthrose au niveau de l'articulation temporo-maxillaire, est donc une question tout à fait à l'ordre du jour et cette opération ne mérite plus cette appréciation de Sarrazin : « c'est une témérité permise seulement aux grands chirurgiens. »

---

# CHAPITRE II

## 1. *Étiologie.*

D'après les observations réunies dans ce travail, les différentes causes qui donnent lieu le plus souvent à l'ankylose de la mâchoire peuvent être groupées de la manière suivante :

L'*arthrite traumatique*, suivie d'ankylose, peut arriver à la suite d'une plaie, d'une fracture, d'une contusion plus ou moins violente de la région ; ainsi Mears rapporte le cas d'une jeune femme ayant reçu à l'âge de deux ans un coup de feu au niveau de la région temporo-malaire ; Ranke, Bottini, Heath, des cas de chutes sur le menton ; Pughe, le cas d'un jeune enfant qui, jouant avec une charrette à bras, fut frappé violemment par un des brancards sous le menton ; ces différents traumatismes furent suivis d'ankylose, à des époques plus ou moins rapprochées.

L'*arthrite rhumatismale* de cette articulation est rarement primitive ; cependant Hagedorn rapporte le cas d'une femme, chez qui une attaque de rhumatisme articulaire aigu débuta par de vives douleurs au niveau de l'articulation temporo-maxillaire et fut suivie d'ankylose. Humphry, Langenbeck, Heath, rapportent des observations dans lesquelles l'ankylose a été consécutive au rhumatisme.

L'*arthrite tuberculeuse* est notée dans les cas de Grube, Little, Kulenkampf.

L'*otite moyenne* est une affection dont l'ankylose de la mâchoire a été assez souvent une conséquence fort grave; le peu d'épaisseur de la lamelle osseuse qui sépare la tête du condyle du conduit auditif externe, explique comment une otite moyenne intense peut se propager avec facilité à l'articulation. Les cas de Kœnig, Abbe, Bull, Heath, Ranke, en sont des exemples frappants.

Les *maladies infectieuses*, telles que la fièvre typhoïde, Kœnig; la scarlatine, Rossander, Schulten; la rougeole, Heath; se compliquent d'une tuméfaction, d'une inflammation de la région temporo-maxillaire et peu à peu une ankylose s'établit.

L'*ostéomyélite* est notée dans un cas de Ranke.

Enfin, l'ankylose de la mâchoire peut être consécutive à des *luxations irréductibles*, comme dans les cas de Mazzoni et de Kœnig; et où l'intervention chirurgicale a été couronnée d'un plein succès.

Mentionnons aussi le cas extrêmement intéressant dû à Langenbeck, une ankylose consécutive à une malformation congénitale de la mâchoire inférieure.

C'est en général une affection de l'adolescence, débutant insidieusement dans le jeune âge, suivant les différentes causes que nous venons de passer en revue; dans nos observations il ne s'agit en effet que de sujets de 10 à 20 ans.

L'ankylose est tantôt unilatérale, tantôt bilatérale, dans six cas il existe une ankylose double.

## 2. *Anatomie pathologique.*

Les altérations consécutives à l'ankylose de la mâchoire ont été assez rarement observées; les examens nécroscopiques étant beaucoup moins nombreux que les observations prises sur le vivant. En général, dans toutes les observations, les auteurs ont noté un épaississement et une grande dureté de l'os ; une disparition presque complète du cartilage, le ménisque intra-articulaire n'existe plus, en un mot il n'y a plus trace d'articulation, il y a soudure entre le condyle et le temporal, il y a soudure de l'apophyse coronoïde à l'os malaire. Heath, dans une de ses observations, après avoir fait la section du condyle constatait que cet os s'évasait en une masse oblongue, à surface inégalement raboteuse, mesurant environ 3 centimètres d'avant en arrière et 2 centimètres 1/2 en travers. La surface extérieure de la masse, quoique inégale sur la moitié supérieure, était recouverte par une couche d'os dense variant de 1 à 2 millimètres d'épaisseur vers la partie inférieure, et se terminant en une simple écaille sur le bord postérieur ; le tissu de l'os était très dense ; de même Pughe rapporte dans son observation, que le condyle était uni à l'arcade zygomatique, toute apparence d'articulation avait disparu, il ne persistait qu'un sillon superficiel correspondant au bord inférieur du zygoma. Kœnig rapporte le même fait dans une de ses observations. Dans les cas de fracture soit du condyle, soit de la branche montante du maxillaire, en un mot des portions d'os voisines de l'article, le cal peut être l'agent actif de l'ankylose.

### 3. *Symptômes et diagnostic.*

L'ankylose osseuse n'a qu'un seul signe positif : l'immobilité absolue de la mâchoire inférieure dans son articulation; comme symptômes secondaires il faut ajouter les troubles consécutifs à cette immobilité, troubles de la nutrition, de la respiration, de l'articulation des sons et l'atrophie de la mâchoire. C'est d'après ces symptômes qu'il faut faire son diagnostic en s'appuyant en outre sur l'étiologie, la marche, la durée de l'affection, sur les moyens thérapeutiques employés et des résultats obtenus. Pour signes différentiels on a, dit Berrut, l'absence de brides cicatricielles, la souplesse du masséter et du buccinateur. Mais pour assurer encore plus sûrement son diagnostic on a l'emploi du chloroforme, et une fois le malade anesthésié on fait des tentatives répétées de dilatation; l'électricité a réussi entre les mains de Duchenne de Boulogne, chez une jeune fille de 20 ans, hystérique, atteinte depuis un an d'une constriction des mâchoires et que n'avait pu vaincre l'emploi du chloroforme : il ne faut donc pas négliger d'avoir recours à ces deux procédés d'investigation.

### 4. *Pronostic.*

Le pronostic de cette affection est grave ; par cette immobilité, par cette incapacité de mouvements, elle apporte une perturbation profonde dans l'accomplissement de certaines fonctions importantes de l'économie; troubles du côté de la nutrition, faiblesse générale, alimentation insuffisante due à la difficulté d'introduire des aliments dans la bouche, à l'imperfection de la mastication et de l'insalivation; troubles du côté de l'articulation des sons, troubles qui apportent une perturbation aussi grande dans la vie sociale des malades que les vices de nutrition dans la vie organique; troubles du côté de la respiration qui se trouve considérablement gênée; enfin ce qui constitue pour ces malades un accident redoutable, ce sont les vomissements qui, expulsés de l'estomac et ne pouvant franchir instantanément l'orifice buccal, tendent à refluer vers le pharynx, obstruer les voies aériennes et donner lieu à une asphyxie immédiate. Malgré les faits de Kunholtz, de Payan d'Aix, de Cruveilhier, de Snell, de Healy, dont les malades, quoique depuis longtemps sous la fâcheuse influence de cette affection, atteignirent un âge fort avancé sans amener aucun dérangement dans leur santé habituelle, le pronostic reste grave ; ces faits, en effet, sont trop peu nombreux pour infirmer en rien la règle que doit suivre le chirurgien, règle que nous formulerons dans nos conclusions.

---

# CHAPITRE III

## De l'ostéotomie.

Cette méthode comprend plusieurs procédés; nous diviserons notre étude en quatre parties, suivant que les auteurs ont fait : l'ostéotomie linéaire du col du condyle, l'ostéotomie cunéiforme du col du condyle, l'ostéotomie linéaire de l'apophyse coronoïde, ou enfin l'ostéotomie simultanée du col du condyle et de l'apophyse coronoïde. Après la description de chaque procédé, nous apporterons à l'appui les observations peu nombreuses il est vrai, dans lesquelles ces procédés ont été suivis.

### § I. *Ostéotomie linéaire du col du condyle.*

*Procédé de Richet* (1850). Cette opération, dit Richet, dans sa thèse de concours, est assez facile et après deux ou trois essais sur le cadavre on l'exécutera avec rapidité. Nous décrirons quatre temps :

1er *temps.* — Le chirurgien pratiquera vis-à-vis du col du condyle, à un centimètre au-dessous de l'arcade zygomatique une incision de quatre centimètres de longueur, partant du bord antérieur du conduit auditif. Cette incision transversale permet d'une part, d'éviter de blesser les artères transverses de la face et les rameaux du facial qui marchent parallèlement à l'incision ; car je ne parle pas du canal de Sténon, au dessus duquel on doit toujours se trouver, on a de plus l'avantage de découvrir le col du condyle selon la direction qu'aura la section qu'on doit y pratiquer.

2e *temps*. — La peau incisée, on traverse l'aponévrose parotidienne, on rencontre une petite partie de la glande de ce nom, qu'on traverse ou qu'on refoule en arrière, on laisse en avant le bord postérieur du masséter et on arrive sur le col un peu plus profondément situé.

3e *temps*. — On incise le périoste longitudinalement, dans le but de pouvoir décoller ensuite circulairement cette membrane et de la conserver, pour servir de moyen d'union et de capsule articulaire aux deux bouts de l'os dans la pseudarthrose qu'on se propose d'établir. La disposition anatomique du périoste sur ce point, permet l'exécution de cette manière qui est vraiment très facile. J'ai tenté sur le col fémoral d'agir de la même façon et cela m'a été impossible. L'incision pratiquée au périoste doit avoir une longueur suffisante, pour pouvoir introduire jusqu'au dessous de l'os une sonde cannelée mousse et trés courbe à l'aide de laquelle on décolle cette membrane en arrière comme on l'avait fait en avant.

4e *temps*. — Alors dans la concavité de cette sonde cannelée, on fait glisser une aiguille courbe et mousse ou un stylet entraînant la scie à chaîne à l'aide de laquelle on opère la section de l'os avec la plus grande facilité.

On n'ouvre que peu de vaisseaux; il faut se rappeler seulement la disposition de la maxillaire interne, située immédiatement en arrière du col qu'elle contourne, particularité qui donne encore plus de poids au procédé du décollement du périoste.

Ce procédé tel que le décrit le professeur Richet n'a jamais été appliqué sur le vivant; cependant nous pouvons rapporter ici, deux observations dans lesquelles furent pratiquées l'ostéotomie linéaire du col du condyle, dans l'une cette section fut faite avec le ciseau, dans l'autre avec la scie. Voici ces deux observations.

### Observation I (Rossander).

*Observation communiquée à de Schulten. In Archives générales de médecine* 1879.

Une petite fille âgée de sept ans avait eu deux ans auparavant une scarlatine à la suite de laquelle, survint une tumeur en avant de l'oreille gauche. Dans l'espace d'un an et demi, l'immobilité devint complète même dans le sens latéral. Il y avait de plus un peu d'atrophie de la mâchoire, mais les rapports et les situations des dents ne présentaient aucune anomalie. Rien dans la région temporo-maxillaire. Le 26 janvier 1877 on fait la section du col du condyle avec le ciseau. Les dents peuvent être écartées immédiatement à une distance de 2 centimètres et demi ; et deux mois plus tard, l'état était resté le même.

### Observation II (Whitehead).

*In the British med. Journ.* 1874. *Manchester Medical Society Ankylose de la mâchoire. Opération.*

Jeune fille de dix ans qui, il y a six ans, avait eu la scarlatine;

elle avait eu le deuxième jour de sa fièvre un abcès qui s'était formé en bas et en arrière du pavillon de l'oreille droite et qui ne s'ouvrit qu'au bout de six semaines; au bout de quinze jours guérison, mais les mouvements de la mâchoire deviennent de plus en plus difficiles jusqu'à occlusion complète : la malade ne parvient à s'alimenter qu'en faisant passer la nourriture par l'interstice des dents; une tentative sous le chloroforme de dilatation forcée ne donne aucun résultat. La mâchoire restant immobile, une incision fut dirigée jusqu'à l'os, d'abord à droite, puis à gauche, vers le col du condyle, l'os fut scié à travers et l'opération fut complétée par la fracture forcée du reste de l'os, une néarthrose s'établit, et la jeune fille ouvre la bouche presque en totalité et accomplit toutes les fonctions normales de la mâchoire.

## § II. *Ostéotomie cunéiforme du col du condyle.*

Cette opération n'a été pratiquée qu'une seule fois par Robert Abbe, et le procédé qu'a suivi cet auteur peut fort bien servir dans le cas où, l'ostéotomie cunéiforme ne suffisant pas, on désirerait faire la résection du condyle.

*Procédé de Robert Abbe* (1880). Par des expériences sur le cadavre cet auteur a reconnu qu'il était possible de découvrir le col du condyle en pratiquant deux incisions; l'une verticale, de 3 centimètres partant du tubercule de l'apophyse zygomatique et se dirigeant verticalement jusqu'à la partie moyenne du creux parotidien; l'autre horizontale de même longueur, perpendiculaire à la première, de l'apophyse zygomatique à l'angle postérieur de l'os malaire. Les insertions supérieures du masséter étant détachées avec soin et ce muscle rejeté en bas avec la parotide et le nerf facial, on obtient avec un peu de patience une ouverture suffisante, pour pouvoir opérer à l'aise sans intéresser aucune branche nerveuse importante.

Ce procédé a été suivi d'un plein succès et voici l'observation intéressante de cet auteur.

### Observation III (Abbe).

*Ankylose temporo-maxillaire; excision du col du condyle. In New-York Med. Journ.* 1880.

Émile L. âgé de 10 ans, a eu vers l'âge de 3 ans à la suite de la scarlatine, une otite moyenne double accompagnée de suppuration et d'exfoliation osseuse. L'inflammation a gagné l'articulation temporo-maxillaire et déterminé une ankylose complète de la mâchoire. Il y a quatre ans le médecin de la famille fit des tentatives de dilatation au moyen d'appareils. Cet essai fut abandonné après une année ou deux d'efforts, aucun résultat n'en justifiant la continuation.

Actuellement l'enfant présente une occlusion complète de la bouche et le maxillaire inférieur très atrophié en apparence est fixé de telle sorte que l'arcade dentaire inférieure est débordée par l'autre de 6 millimètres environ laissant ainsi un petit espace libre, par lequel les aliments liquides peuvent être introduits à grand peine. La santé générale est satisfaisante. En cherchant à séparer les mâchoires à l'aide d'instruments, on parvient à obtenir de très légers mouvements, pendant lesquels la mâchoire s'inclinait visiblement à gauche. Ce faible indice suffit à faire reconnaître que l'ankylose était du même côté et l'opération fut résolue.

Après éthérisation une incision verticale de 3 centimètres partant du tubercule de l'apophyse zygomatique et dirigée en bas fut pratiquée au devant de l'oreille. Une seconde incision de même longueur à peu près fut dirigée perpendiculairement à la première le long du bord inférieur de l'apophyse zygomatique. Le lambeau cutané ainsi tracé fut détaché avec précaution de la parotide et cette glande elle-même repoussée en bas et en arrière, à l'aide du manche du scalpel. Une branche importante du nerf facial qui croisait la parotide pour se rendre vers l'orbi-

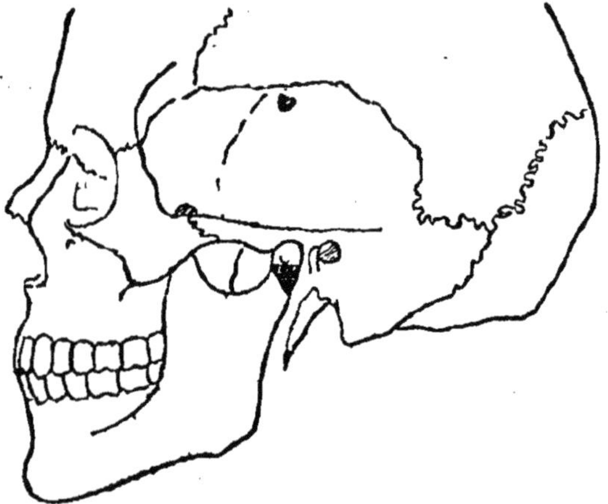

*Fig.* 1. — Opération de Robert Abbe.
Section cunéiforme du col du condyle.

culaire fut soigneusement respectée. Puis on sépara les insertions postérieures du masséter sur l'apophyse zygomatique et au moyen d'une rugine à périoste on mit à nu le col du condyle. Cela fait un ciseau étroit fut poussé avec ménagement jusqu'à moitié de l'épaisseur de l'os; un dilatateur de Delabard fut appliqué contre les incisives et une forte pesée amena la rupture du maxillaire au point affaibli; aussitôt les mâchoires s'écartèrent librement dénotant ainsi l'intégrité de l'articulation temporo-maxillaire droite. Il restait à excicer le plus possible du condyle, ce qui fut fait à l'aide du ciseau et de la gouge. Cette partie de l'opération dura une heure. Encore laissa-t-on en place la tête du condyle soudée à la cavité glénoïde, afin de ne pas enfoncer la lame osseuse très-mince qui constitue le fond de cette cavité; on prit de grandes précautions pour ne pas léser l'artère maxillaire interne située à peu de distance. Enfin on appliqua un tube à drainage et on ferma l'incision horizontale par des sutures.

Les suites de l'opération furent régulières; pendant une semaine environ, il y eut un peu d'abaissement de la joue et de l'angle des lèvres qui disparut rapidement. La paralysie de l'orbiculaire, plus accentuée au début, s'atténua également assez vite. La mobilité des mâchoires n'a cessé de faire des progrès et aujourd'hui, 4 mois après l'opération, la mastication s'exécute à merveille. Grâce à l'alimentation plus complète l'état général a beaucoup gagné.

Dans cette observation, le manuel opératoire suivi est très intéressant, par l'incision cutanée en équerre, par la section de l'os qui fut commencée au moyen d'un ciseau et complétée par une pesée faite avec un dilatateur; et enfin par cette excision cunéiforme du col du condyle, à laquelle fut amenée l'opérateur, ne voulant pousser plus loin son intervention, craignant de défoncer la lame osseuse qui constitue le fond de la cavité glénoïde. Quant au résultat il est tout en faveur de cette intervention.

La planche précédente, donnera, nous l'espérons, une idée assez complète de cette opération.

### § III. *Ostéotomie de l'apophyse coronoïde.*

Nous croyons bien faire en rapportant ici, de façon à rendre notre travail le plus complet possible, une observation intéressante, dûe à Langenbeck, d'ankylose consécutive à une malformation congénitale de la mâchoire inférieure pour laquelle ce chirurgien fit la section des deux apophyses coronoïdes. Voici l'observation telle qu'elle est rapportée dans le mémoire de de Schulten.

#### OBSERVATION IV (LANGENBECK).

*Ankylose consécutive à une malformation congénitale de la mâchoire inférieure.*

Le nommé W., observé en 1860, était né avec une mâchoire inférieure de conformation vicieuse. L'arcade dentaire supérieure était fort en avant; pendant les cris, l'ouverture de la bouche était plus petite que chez les autres enfants. Les mouvements devinrent encore moindres avec l'âge, et en 1853, l'occlusion de la bouche était telle que les aliments liquides pouvaient être seuls introduits; la mâchoire était néanmoins légèrement mobile. Langenbeck fit la ténotomie sous-cutanée des deux massèters et dilata avec le spéculum oris. Il obtint un écartement suffisant pour permettre l'introduction du doigt, mais dans l'espace d'un an cette mobilité disparut et l'année d'après on put constater l'état suivant :

Arrêt de développement de la mâchoire inférieure, portant surtout sur la moitié gauche. Dix dents seulement, quatre incisives, deux canines et deux petites molaires; les incisives touchent la voûte palatine; les molaires de droite des deux mâchoires se correspondent. Du côté gauche les molaires inférieures sont au contraire plus enfouies dans la bouche, on trouve une petite ouverture par laquelle on peut introduire les aliments; dans la mastication, les incisives sont pressées plus énergiquement contre le palais, parole inintelligible.

16 juin. — Section sous-cutanée des deux massêters; on introduit ensuite entre les incisives un élévateur sans obtenir le plus léger écartement. Dans chaque tentative on remarque que l'apophyse coronoïde est arrêtée derrière le maxillaire supérieur et l'os malaire; le muscle temporal n'est point tendu. Langenbeck conclut de là que l'obstacle aux mouvements résultait d'une conformation vicieuse de l'apophyse coronoïde et il résolut de la détacher avec la scie.

22 juin. — Une incision de la peau, longue de 1 pouce, est faite au-dessous du bord inférieur de l'os malaire, la peau et les fibres du muscle sont sectionnées jusqu'à ce que l'on arrive sur la face externe de l'apophyse. Avec un élévateur on la dénude, et avec une scie à chaîne introduite par la scissure semi-lunaire on la coupe d'arrière en avant vers sa base. La même opération est faite des deux côtés : immédiatement on obtient un écartement actif et passif suffisant pour l'introduction de deux travers de doigt. Les plaies furent complètement guéries au bout de trois semaines. Les mouvements actifs étaient faciles et normaux. On n'a pas entendu parler de l'opéré depuis lors.

Cette étiologie de l'ankylose temporo-maxillaire est rare; et il est assez difficile d'expliquer, dit de Schulten, l'anomalie de l'apophyse coronoïde, par suite de laquelle elle était enclavée et immobilisée derrière l'os malaire; peut-être les tractions exercées sur elle par le muscle temporal avaient-elles produit une irritation et une hypertrophie consécutive, de même que chez certains individus bien musclés, exerçant un travail pénible, la clavicule devient plus courte et plus volumineuse que chez les autres. C'est là une question d'étiologie difficile à résoudre; quant à l'exiguïté de la mâchoire elle pouvait être considérée comme une conséquence de son immobilité.

## § IV. *Ostéotomie simultanée du col du condyle et de l'apophyse coronoïde.*

*Procédé de Dieffenbach* (1856). Dieffenbach, dans sa Chirurgie opératoire s'exprime en ces termes : « Dans les cas de fausses ankyloses insurmontables et dans les ankyloses vraies, il n'y a de ressources ultimes que dans la section de la partie supérieure de la branche montante du maxillaire inférieur, qu'on pratique après la section préalable des deux muscles masséters. Cette opération difficile et qui exige les plus grandes précautions doit s'exécuter de préférence par l'intérieur de la bouche; on conduit un ciseau à manche de bois, à lame large d'un tiers d'un pouce, le plus haut possible au-dessus des dernières molaires et en frappant avec un marteau de bois, on divise la branche montante, d'avant en arrière, aussi près que possible du col du condyle; on en fait autant de l'autre côté; puis on imprime des mouvements à la mâchoire et si ces mouvements s'impriment librement on remplit la plaie de charpie et on applique à l'extérieur un bandage convenable. » (Mémoire de Verneuil).

Ce procédé n'a été mis qu'une seule fois à exécution. Avec quelques légères modifications par Grube de Charkow.

Schulten fit la section de l'apophyse coronoïde, mais par la partie externe de l'articulation, n'ayant obtenu qu'un résultat peu satisfaisant il fut obligé de faire la résection de l'articulation; nous donnons le résumé de l'observation plus loin.

### Observation V (Grube de Charkow).

*In Journal Therap. et Gazette hebdomadaire* 1864.

Il s'agit d'une nommée, Anne Selivanoff, âgée de vingt et un ans, atteinte à l'âge de trois ans d'une carie de l'articulation temporo-maxillaire qui s'était terminée par une ankylose complète. Depuis quinze ans, elle ne pouvait prendre que des aliments liquides et, lorsqu'elle entra à l'hôpital, sa maigreur extrême témoignait clairement de l'insuffisance de l'alimentation. Entre autres symptômes on constatait que les mouvements du maxillaire inférieur étaient totalement abolis. Il était impossible, même après chloroformisation complète, d'obtenir le plus léger écartement des arcades dentaires. Les divers traitements mis jusqu'alors en usage étaient demeurés sans résultat. M. Grube se décida à créer une pseudarthose capable de remplacer l'articulation ankylosée et mit pour cela en usage le procédé de Dieffenbach, légèrement modifié. A l'aide d'un ciseau droit conduit sur l'index, à la face interne de la joue, au devant de l'apophyse coronoïde, il divisa d'abord cette apophyse, puis le col du maxillaire. Il fut possible alors d'écarter la mâchoire inférieure d'un demi pouce, et cet écartement put être porté à un pouce au moyen d'un spéculum buccal à vis, mais pas au-delà. On pansa avec une boulette de charpie introduite dans la plaie et par des applications froides sur la joue. A la suite de l'opération la réaction inflammatoire fut peu intense, et dès le quatrième jour on put commencer à faire exécuter à la mâchoire des mouvements passifs à l'aide d'une spatule de corne introduite entre les dents. Quoique douloureux ces exercices furent continués avec persistance par la malade elle-même; néanmoins un écartement plus considérable ne put être obtenu. On constata après l'avoir chloroformisée, que l'obstacle était dû à la rétraction du masséter gauche; celui-ci fut coupé à l'aide d'un ténotome droit immédiatement au-dessous de l'apophyse zygomatique. Il fut alors facile d'écarter la mâchoire d'un pouce et cet écartement put être réalisé volontairement par la malade, aprés une vingtaine de jours d'exercices passifs recommencés. Dés qu'on les négligeait, l'étendue des mouvements possibles montrait de la tendance à diminuer. La malade y suppléa plus tard, avantageusement par la mastication d'aliments très durs. Au bout de huit mois la persistance de la guérison se maintenait et il était permis de constater une modification trés avantageuse dans l'état général. Le maxillaire inférieur s'était sensiblement déplacé d'arrière en avant et il en était résulté un changement favorable dans l'expression de la physionomie.

---

# CHAPITRE IV

## De la résection.

Nous diviserons ce chapitre en deux parties : dans la première nous traiterons de la résection du condyle; dans la deuxième nous traiterons de la résection du condyle et de l'apophyse coronoïde. Nous procèderons ici comme dans le chapitre précédent, en donnant d'abord la description des principaux procédés suivis par les auteurs, puis l'exposé des observations.

### § I. *De la résection du condyle.*

1° *Procédé de Humphry* (1854). Humphry de Cambridge qui le premier fit la résection du condyle, procéda de la manière suivante : il fit une incision curviligne de l'apophyse zygomatique à l'oreille, passant, un peu au-dessous de l'articulation et un peu au-dessus de la ligne de la branche orbiculaire du facial, une seconde incision de la terminaison de la première, dirigée directement en haut à travers l'apophyse zygomatique en ménageant l'artère temporale. Section de l'os avec une scie étroite et extirpation de la portion d'os excisée, au moyen d'une forte pince.

2° *Procédé de Bottini* (1872). Cet auteur arrive à l'articulation par une incision directe : incision linéaire, perpendiculaire à l'articulation temporo-maxillaire, quelques millimètres devant et parallèlement au condyle; il va directement jusqu'à l'os, dénude le condyle et fait quelques raclages sous-périostés au moyen d'un instrument spécial. Pour la section de l'os ne parvenant à la faire avec la pince de Liston, il emploie la gouge et le maillet qui lui réussissent fort bien.

3° *Procédé de Little* (1874). Little procède tout autrement, il fait une incision le long du bord inférieur de la mâchoire, détache soigneusement le masséter de ses insertions et forme ainsi un large lambeau qui est rejeté en haut jusqu'à ce que l'on arrive sur le condyle et l'échancrure sigmoïde. De même que Bassini, il conseille pour la section de l'os l'emploi d'un petit trépan, au moyen duquel on enlève une petite rondelle d'os et l'on termine la section au ciseau.

4° *Procédé de Mazzoni* (1877). Dans un cas de luxation irréductible de la mâchoire, Mazzoni a suivi le procédé suivant : Dans un premier temps incision longue de trois centimètres, juste sur la saillie du condyle et allant jusqu'à l'os. Dans un deuxième temps, dénuder le condyle et le trancher avec une pince de Liston, et enfin dans un troisième temps, enlever l'os sectionné avec une pince de Daviel. Dans son observation il ne put parvenir à accomplir ce troisième temps.

5° *Procédé de Bassini* (1879). Dans son excellent mémoire « de la constriction de la mâchoire, » Bassini conseille pour atteindre le col du condyle, d'opérer de la façon suivante : « faire une incision légèrement courbe à convexité antero-inférieure, pour éviter les rameaux nerveux de la région, incision commençant au niveau de l'extrémité externe de la racine transverse de l'arcade zygomatique et descendant jusqu'à la partie inférieure du lobule de l'oreille puis on va horizontalement en arrière. On évite ainsi les rameaux de la 5e et de la 7e paire, et la voie est plus large. L'artère transversale est aussi épargnée. Arrivé au col du condyle, on l'isole avec un instrument spécial que j'ai fait exécuter et qui a la forme d'une feuille de myrte incurvée, on protège avec lui les parties voisines.

« Pour scier l'os la scie à chaîne est gênante; la scie nécessite une lame trop fine et trop étroite, et par conséquent peu résistante; la pince-tenaille n'est point préférable, elle taille en écrasant, forme des esquilles et les pointes seules peuvent agir. Le petit trépan que j'ai fait construire, me semble préférable, il perfore le col, puis on enlève le reste avec une petite tenaille. »

Pour les autres procédés, nous renvoyons à la lecture des observations.

### Observation VI (Humphry).

*Excision du condyle de la mâchoire inférieure*
*In the Association Medical Journal* 1856.

Une jeune femme âgée de 21 ans, de constitution robuste, fut admise en juillet 1854, pour une déformation particulière de la face. Le menton était dévié du côté gauche, bien plus qu'il n'est possible de le faire dans les circonstances ordinaires; cette infirmité était causée par le déplacement de la mâchoire inférieure, déplacement latéral et oblique; le bord et l'angle droit de la mâchoire se trouvaient sur un plan inférieur à celui du côté gauche, et lorsqu'elle essayait de rectifier la position, le menton et le bord gauche étaient projetés en avant. Il existait une légère saillie au côté droit de la joue, saillie formée par le condyle, plus proéminent qu'à l'état naturel, et situé un peu en avant sur sa position normale. Elle pouvait ouvrir sa bouche facilement, et la fermer sans trop de peine, les mouvements se produisaient avec un sourd crépitement dans l'articulation temporo-maxillaire, crépitement ressenti par la malade et perceptible au doigt.

Il y a deux ans que sa mère s'est aperçue du début de cette déviation de la mâchoire, qui augmenta graduellement, accompagnée de quelques douleurs assez vives; la crépitation n'a apparu que depuis dix mois environ. Elle n'a jamais souffert de rhumatisme; le seul traumatisme dont elle pouvait se rappeler était une chute qu'elle avait faite, il y a environ cinq ans. Il n'était pas facile de connaître la nature exacte de ce cas; mais il semblait assez naturel de supposer que la torsion était causée par l'élargissement du condyle droit et qui se trouvait situé sur la crête qui sépare la cavité glénoïde en deux parties. Il était probable que l'altération du condyle était accompagnée de quelques changements du côté de la cavité glénoïde. Nous la gardâmes une année, ne sachant que lui faire, on appliqua de la teinture d'iode sans aucun résultat. Elle nous quitta pour aller à Londres, où elle vit plusieurs chirurgiens, qui ne donnèrent aucun avis. La difformité s'accroissait, et la gêne avec elle, la face était complètement déviée de l'autre côté; la malade était incapable de broyer sa nourriture. Au milieu d'octobre, nous résolûmes de l'opérer, je proposais d'exciser le condyle du côté droit, dans l'espoir de placer le maxillaire inférieur dans une bonne position, et une pseudarthrose étant obtenue, de faire disparaître la crépitation, et de lui faciliter les mouvements. Je consultais mes collègues qui ne me donnèrent aucun avis; et il était évident que l'opération seule pouvait apporter une amélioration. Au bout de deux mois, pendant lesquels la maladie fit encore des progrès, j'opérais.

Je fis une incision curviligne, de l'apophyse zygomatique à l'oreille, passant un peu au-dessous de l'articulation, et un peu au-dessus de la ligne de la branche orbiculaire du facial, une seconde incision de la terminaison de la première, directement en haut vers l'œil, à travers l'apophyse zygomatique et ménageant l'artère temporale. Le lambeau ainsi fait, fut rabattu, et par une petite dissection, le condyle apparut : un espace suffisant ayant été dégagé pour passer une scie étroite, il fut possible de le séparer d'avant en arrière. Cela dura quelque temps, le condyle était épais, l'os dur, et l'espace pour travailler petit ; la section faite, le condyle fut saisi par une forte pince, et tordu sur lui-même, ses dernières connexions coupées avec un bistouri. Mais, en examinant l'os enlevé, nous vîmes que nous n'en avions pas enlevé assez pour que le maxillaire pût être remis dans une bonne position. Je réappliquais la scie, et j'enlevais toute la partie condylienne avec ses insertions au muscle ptérygoïdien. Je pus ainsi ramener la mâchoire dans une meilleure position; les deux bords de la mâchoire se trouvaient dans une bonne situation, et les incisives inférieures correspondaient aux supérieures.

L'opération réalisa toutes mes espérances, j'appliquais des points de sutures. Le nerf facial et le nerf temporal étaient intacts. La plaie se cicatrisa tranquillement et rapidement; l'articulation resta dans une bonne position, la difformité avait complètement disparu. La jeune fille fut capable de bien mastiquer sa nourriture, sans difficultés ni inconvénients. Neuf mois après, elle continuait à se bien porter.

### Observation VII (Bottini).

*Résection sous-périostée des deux condyles pour ankylose complète de la mâchoire inférieure. In Communicacione fata alla Regia Academia di Med. in Torrino* 1872.

Facienda, jeune garçon âgé de 17 ans, se rappelle qu'étant enfant, il y a environ dix ans, il est tombé, et que son menton a heurté violemment la terre ; les mouvements de la bouche furent d'abord gênés, puis, peu à peu, ils diminuèrent pour aboutir à une abolition complète. Il fut obligé de se servir d'un coin de bois pour ouvrir sa bouche. Il se présenta à moi en décembre 1870 avec une ankylose extrinsèque des deux articulations temporo-maxillaire ; sous le chloroforme, je parvins à lui ouvrir entièrement la bouche. Je la lui maintins ouverte ; mais il ne put rester dans cette position, extrêmement gêné qu'il était par l'hypersécrétion de la salive, et il préféra avoir de nouveau la bouche fermée. Le malade ne pouvant rester dans cette situation je me décidais d'opérer.

Le malade est endormi avec le chloroforme. Avec un bistouri convexe, je fis une incision linéaire perpendiculaire à l'articulation temporo-maxillaire droite, quelques millimètres devant, et parallèlement au condyle, dans la direction de l'artère temporale, je dénudais le condyle et la face postérieure de la branche montante du maxillaire ; dans ce temps, je coupais l'artère transversale de la face ; je fis quelques râclages, sous-périostés avec un instrument spécial. J'isolais le condyle de l'échancrure sigmoïde, du périoste et des insertions tendineuses puis je voulus sectionner le condyle avec la pince de Liston, mais je ne pus y parvenir, je pris alors le maillet et un ciseau, et en deux coups, je détachais le condyle.

Je cherchais alors à fermer la bouche mais sans résultat (vive alerte produite par la chloroformisation). Alors je fis la même opération du côté gauche. Le deuxième condyle enlevé, la bouche se ferma d'elle-même.

Les plaies se réunirent par première intention. Au bout de deux semaines le malade pouvait de lui-même ouvrir et fermer la bouche sans aucune douleur. Il partit complètement guéri peu après.

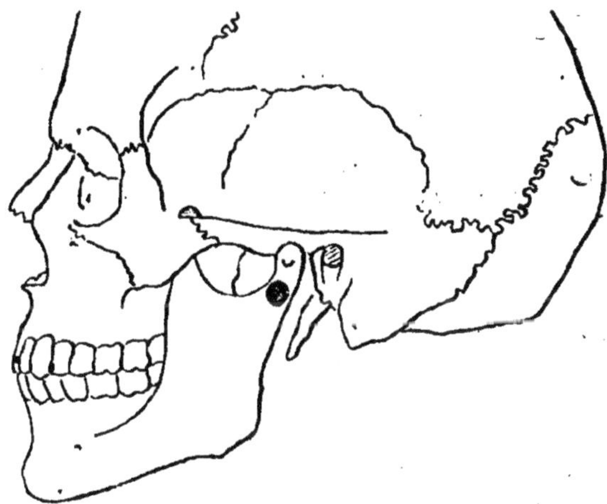

*Fig.* 2. — Opération de Little.
Trépanation du col du condyle.

Observation VIII (Little).

*Un cas d'ankylose de l'articulation temporo-maxillaire droite, traitée avec succès par la résection du condyle. In transactions med. Soc. State of New-York* 1874.

Rose Lévy, cultivatrice, âgée de 19 ans, entre dans le service en 1873. Il y a environ sept ans elle eut plusieurs abcès qui, après s'être ouverts, donnèrent issue à de petits séquestres, ces abcès laissèrent des cicatrices déprimées. Il y a cinq ans une nouvelle poussée, juste au niveau de l'articulation temporo-maxillaire droite; cet abcès fut incisé par un chirurgien, et quelque temps après expulsion d'un petit séquestre; il persista une cicatrice déprimée très visible. C'est à cette époque que les mouvements de l'articulation commencent à devenir gênés, la difficulté augmentant peu à peu jusqu'à il y a deux ans, époque à laquelle le maxillaire inférieur était absolument immobile.

A l'examen on constatait une cicatrice déprimée un peu au-devant de l'articulation temporo-maxillaire droite. Les dents supérieures et inférieures étaient en contact et l'on ne pouvait imprimer aucun mouvement à la mâchoire. Les parties molles étaient normales, le masséter, le temporal pouvaient se contracter. La malade était très émaciée, depuis trois ans elle ne pouvait se nourrir que d'aliments liquides.

On l'éthérisa et on l'examina au point de vue des mouvements latéraux, mais on ne put en produire aucun. On essaya alors d'écarter les mâchoires au moyen de différents dilatateurs, on eut une grande difficulté à les introduire et on n'y parvint qu'en brisant plusieurs dents en haut et en bas. On essaya les dilatateurs de Mott, Roser et autres; en usant d'une force considérable le côté gauche de la mâchoire peut être écarté de 6$^{mm}$ environ, mais du côté droit on n'obtint pas le moindre écartement. Cet examen me convainquit que j'avais à faire à une véritable ankylose osseuse, j'invitais alors la malade d'entrer à l'hôpital, une fois que le traumatisme fait aux alvéoles fut apaisé.

Le 15 sept.$^{r}$ 1873, elle entra à l'hôpital. Son état général s'était grandement amélioré, elle pouvait introduire maintenant quelques aliments solides par l'ouverture produite à la suite de l'enlèvement des dents dans la dernière opération.

Le 30 sept. la malade une fois éthérisée, une incision fut conduite jusqu'à l'os commençant un peu au-dessus de l'angle de la mâchoire et en en suivant le bord inférieur; cette incision divisa l'artère faciale. Le masséter fut détaché soigneusement, la branche montante, l'échancrure sigmoïde et le condyle furent mis à nu. Le col du condyle était considérablement élargi et se continuait avec l'os temporal. Le lambeau rétracté par un aide, une tréphine de 12$^{mm}$ fut appliquée au col du condyle au niveau de la partie la plus profonde de l'échancrure sigmoïde. On enléva une rondelle d'os de 3/8 de pouce d'épaisseur, l'os parut très dur. La portion d'os de chaque côté de cette ouverture fut coupée avec un ciseau et le condyle enlevé pièce par pièce, de sorte à ne laisser aucune portion adhérente au temporal. Il n'y avait plus trace de surface articulaire : après cette opération la portion d'os enlevé laissait un espace vide d'environ 12$^{mm}$ et le maxillaire put alors s'écarter facilement de 13$^{mm}$ entre les incisives inférieures et supérieures. Rien du côté de l'articulation opposée ; la difficulté d'ouvrir plus largement la bouche, semblait due à la rigidité des parties molles des deux côtés de la face. Aussitôt que la malade pourrait le supporter, je me proposais de faire de la dilatation progressive. Les parties molles furent réunies par des sutures interrompues et la plaie retenue par un bandage compressif.

1$^{er}$ oct. — On renouvelle le pansement.

2 oct. — Gonflement considérable ; une partie de la plaie s'ouvrit par la chute de quelques points de suture, écoulement de sérum et de pus. Cataplasme.

6 oct. — On enlève toutes les sutures, la plus grande partie partie de la plaie étant cicatrisée. La face étant tuméfiée, les maxillaires ne pouvaient s'écarter.

A partir de ce moment la tuméfaction diminue peu à peu et le 1$^{er}$ nov. la malade pouvait ouvrir la bouche d'environ 12$^{mm}$ ; ces mouvements n'entraînaient que peu de douleur, si l'on excepte une légère poussée inflammatoire au niveau de l'articulation et se propageant à la parotide, poussée qui dura environ une semaine, la malade recouvrait rapidement l'usage de son maxillaire et mâchait sa nourriture avec facilité. Le 1$^{er}$ déc. elle quitta l'hôpital et à ce moment elle pouvait ouvrir la bouche de 18mm au niveau des incisives médianes. Je lui conseillais de faire chaque jour, au sujet des parties molles, deux ou trois séances, de 15 minutes chacune, de dilatation au moyen du dilatateur de Roser.

Quatre mois après l'opération, la malade était capable d'ouvrir la bouche de 2 centimètres et demi environ. La plaie opératoire ne donna lieu qu'à une difformité légère.

### Observation IX (Mazzoni).

*Luxation bilatérale de la mâchoire inférieure ancienne et irréductible. Résection des deux condyles, succès complet. In Clinica chirurgica. Roma* 1878.

Une jeune femme, âgée de 27 ans, de santé générale excellente, s'est présentée à notre clinique il y a quelques jours, en nous racontant, qu'il y a environ 8 mois, après avoir bâillé, il lui fut impossible de fermer la bouche et, depuis cette époque, elle est restée dans cet état malgré différentes tentatives de réduction. La mâchoire inférieure est portée en avant, la bouche est ouverte et immobile, la salive s'écoule sans cesse. Les incisives inférieures sont séparées des supérieures d'environ 2 centimètres. Les condyles sont saillants et laissent derrière eux, jusqu'au conduit auditif externe une dépression dans laquelle on peut facilement loger un doigt. Les joues sont allongées, déprimées en avant, et présentent une forte saillie en arrière au niveau des massèters; le muscle temporal fait aussi une saillie; la parole est gênée, la malade balbutie. Après avoir sous le chloroforme fait de nouvelles tentatives de réduction, nous avons résolus d'intervenir.

Je fis la résection des deux condyles (voir plus haut), mais nous n'avons pu les extraire comme nous nous proposions de le faire, car ils étaient retournés à leur place normale par suite de l'action musculaire; par conséquent dans un cas semblable, il vaudrait mieux fixer les condyles avant de les sectionner.

Le maxillaire inférieur reprit sa place normale, toute difformité avait disparu. Au bout de 3 mois la malade complètement rétablie fut présentée à l'Académie de médecine de Rome; la parole est facile et les mouvements de la mâchoire bien rétablis.

### Observation X (Pugне).

*Résection du condyle gauche, dans un cas d'ankylose osseuse. In the Lancet*, 1883.

Arthur S. âgé de 3 ans et neuf mois est admis à l'hôpital le 26 avril 1882, pour une impossibilité presque absolue à écarter les deux mâchoires. Deux ans auparavant en jouant avec une charrette à bras, il fut frappé sous le menton par un des brancards. Il y eut par la bouche une hémorrhagie abondante, mais pas de plaie extérieure. On l'amena à l'hôpital où il resta trois semaines. Le médecin aurait dit aux parents que le maxillaire n'était pas fracturé, ils ne savent pas quel traitement il a subi; sa mâchoire était roide et la roideur augmenta peu après jusqu'à ce qu'il lui fut impossible de séparer les dents.

A son entrée, l'enfant paraît bien portant et bien constitué; pas de cicatrices à la face ou au cou, pas de déplacement apparent, les incisives se correspondent bien.

Il existe un épaississement au niveau de l'articulation temporo-maxillaire gauche et la dépression au niveau de l'arcade zygomatique semble moins prononcée que du côté droit; aucune autre différence sans cela. Sous le chloroforme pas le moindre mouvement latéral et un très léger mouvement vertical. Les incisives médianes manquaient et c'est grâce à cela que le malade pouvait introduire la nourriture dans sa bouche.

Le 30 avril, après anesthésie, une incision fut faite sur le côté gauche le long de l'arcade zygomatique et une autre parallèlement au col du condyle et descendant à une courte distance. Ce lambeau fut rabattu et l'articulation mise à nu. Le col du maxillaire était très épaissi, le condyle était luxé en avant et mis à l'arcade zygomatique, toute trace d'articulation avait disparu. On reséqua la tête du condyle et le col et une partie de l'arcade zygomatique, laissant un intervalle d'environ 12 millimètres en hauteur. La difficulté principale de l'opération fut l'extraction des fragments osseux de la partie profonde de la plaie, l'incision verticale étant nécessairement limitée.

Dès que la section de l'os fut faite, les mâchoires furent séparées avec un coin, ce que l'on put faire maintenant d'une façon relativement facile et il y eut alors un intervalle d'environ 18 millimètres entre les incisives.

Il y eut une hémorrhagie veineuse considérable pendant l'opération.

Les suites furent sans complication. Deux jours après la bouche fut ouverte de nouveau sous le chloroforme et l'on put séparer les mâchoires d'environ 2 centimètres et demi. On répète la même manœuvre tous les deux ou trois jours.

20 juin. — Le malade peut maintenant de lui-même ouvrir la bouche d'environ 2 centimètres et demi, il ne peut cependant exécuter des mouvements latéraux.

12 juillet. — La blessure est complètement cicatrisée. L'enfant est resté dans le même état jusqu'à aujourd'hui, 7 décembre.

### Observation XI (Bull).

*Résection du condyle et du col du condyle à la suite d'ankylose. In New-York. Med. Journ.* 1885.

Jeune garçon âgé de 14 ans, s'est parfaitement porté jusqu'à ces dernières années, lorsqu'il fut pris il y a 4 ans d'une otite moyenne de l'oreille droite qui dura environ six mois. Pendant ce temps on remarqua pour la première fois, qu'il ne pouvait pas ouvrir complètement la bouche et cette difficulté ne fit que s'accroître jusqu'à ces trois dernières années, et c'est alors qu'il commença à suivre un traitement, la dilatation forcée au moyen de différents appareils qui n'apportèrent qu'une amélioration passagère. Deux fois les adhérences furent rompues sous le sommeil chloroformique et la dilatation maintenue au moyen de bâillons et de tampons pendant plusieurs semaines. Quand on cessait ce traitement, fort douloureux d'ailleurs, la roideur augmentait.

A son entrée à l'hôpital le 22 octobre 1884, l'enfant était bien portant et d'apparence robuste. Les mâchoires ne pouvaient être écartées que par force; sur la ligne médiane les incisives inférieures laissent d'avec les supérieures un intervalle de 6 millimètres. L'articulation temporo-maxillaire du côté gauche paraît normale, quant à celle du côté droit, les tissus qui la recouvraient étaient épaissis, indurés et formaient un gonflement dur et gros comme une amande.

L'opération fut faite le 23 octobre 1884. Une incision longue de 3 centimètres fut faite parallèlement au bord de l'arcade zygomatique droite. Une seconde incision verticale longue de 18 millimètres fut faite à partir du tiers postérieur de la première. Elles furent conduites jusqu'à ce que le condyle et la saillie articulaire fussent mis à nu. Le condyle était épaissi et l'articulation ankylosée; d'ailleurs la dernière trace de son existence était une mince couche de cartilage de 5 millimètres environ. Le périoste étant refoulé en arrière, le condyle et le col furent enlevés à l'aide d'un ciseau, d'une gouge et d'une rugine. Ce fut une opération laborieuse en raison de la profondeur de la plaie. La mâchoire fut alors violemment abaissée en brisant des adhérences dans les parties molles et les mouvements furent parfaits. La plaie fut lavée avec une solution de sublimé au 1/1000 et fermée avec des points de suture au catgut, sauf à la partie inférieure où l'on mit un drain. Pansement provisoire à la gaze sublimée.

24 octobre. — T. 37, 4. La plaie est pansée à la gaze iodoformée.

20 octobre. — Température et pouls normaux depuis le 24. La réunion est complète sauf au niveau du drain où persiste une petite ulcération. Le malade n'éprouve aucune douleur, ouvre franchement la bouche, mange le régime ordinaire de l'hôpital.

5 novembre. — Il persiste une ulcération de très petite dimension. Le malade ouvre la bouche de telle façon que sur la ligne médiane, les incisives inférieures sont écartées des supérieures de 3 centimètres. Aucune douleur.

23 décembre. — La liberté des mouvements est toujours la même. La cicatrice se présente sous la forme d'une dépression dans le sens vertical d'une longueur de 3 centimètres.

## Observation XII (Heath).

*Constriction de la mâchoire due à une arthrite rhumatismale; grande amélioration par la résection du condyle gauche et du col. In the British Med. Journ.* 1884.

Femme âgée de 30 ans; il y a seize ans, elle eut la variole et une attaque de rhumatisme. En 1872, elle eut une attaque d'hémiplégie partielle du côté gauche, et elle remarqua peu après que son visage se déviait du côté droit et qu'elle éprouvait une certaine difficulté à ouvrir la bouche, le déplacement de la mâchoire alla toujours en augmentant depuis cette époque; elle recouvra graduellement l'usage de ses membres : le côté gauche de la joue n'est pas entièrement guéri.

Actuellement le maxillaire inférieur est déplacé du côté gauche, le milieu de la symphyse correspond verticalement au centre de la pupille droite. Le condyle droit paraît amené au-dessous de l'arcade zygomatique et à la place de la saillie normale il y aurait une dépression au niveau de l'articulation.

Entre l'angle gauche de la mâchoire et le bord supérieur de l'arcade zygomatique, il y a une masse dure, osseuse, en continuité avec le maxillaire, s'étendant en avant jusqu'à l'os malaire, en se confondant avec le bord de cet os. Le maxillaire de ce côté est augmenté de volume, le masséter est tendu. La malade éprouve des sensations particulières, anormale dans la peau de tout le côté gauche de la tête et du cou. Paralysie partielle de ce côté de la face ; rien du côté des membres.

14 mars. — La malade est chloroformisée ; incision verticale le long des 2/3 sup. du bord postérieur de la branche montante du maxillaire, incision allant jusqu'à l'os, qui est ensuite dépouillé en avant et en arrière des parties molles, section au moyen de la scie d'Adam. Le fragment supérieur fut extrait avec quelques difficultés entraînant avec lui une petite portion du muscle temporal. La plaie est badigeonnée avec une solution de chlorure de zinc, on y place un tampon de charpie imbibée de cette solution, pansement à l'acide salicylique.

Le fragment d'os enlevé comprend le condyle élargi, le col et une petite partie du bord postérieur de l'apophyse coronoïde. Au niveau de la section l'os est normal, mais au-dessus, il s'évase en une masse oblongue, à surface inégalement raboteuse mesurant 16 millimètres d'avant en arrière et environ 2 centimètres en travers. La surface extérieure de la masse quoique inégale sur la moitié supérieure est unie et recouverte par une couche d'os dense variant de 1 à 2 millimètres d'épaisseur.

16 mars. — Pansement de la plaie, cette dernière est entourée d'une tuméfaction et d'une rougeur assez notable.

Les suites de l'opération furent marquées par l'augmentation de la tuméfaction et la formation d'une escharre, au milieu de la plaie qui s'élimina le 20 mars. Le 27, la malade était guérie, la sensibilité du côté gauche de la face était améliorée, mais elle ne pouvait pas encore fermer l'œil gauche complètement, ce qui n'eut lieu qu'une semaine après. Le 12 avril elle est envoyée à l'hôpital de convalescence ; quelques mois après les mouvements de la mâchoire étaient très satisfaisants.

### OBSERVATION XIII (HEATH).

*Constriction du maxillaire inférieur, due à des adhérences entre l'arcade zygomatique et le condyle. Résection de la surface condylienne et d'une partie de l'arcade zygomatique. Amélioration considérable. In the British Med. Journ.* 1884.

J. C. âgé de 12 ans, fit à l'âge de deux ans une chute d'une grande hauteur sur le côté gauche de la tête ; il s'en suivit une inflammation et la formation d'un abcès qui vint se faire jour au niveau de l'arcade zygomatique, il fut ouvert et se cicatrisa en trois semaines environ. Dans ces trois dernières années, l'enfant a remarqué que sa mâchoire devenait roide et il eut des douleurs dans lés deux articulations temporo-maxillaires, mais surtout à gauche. Durant l'année dernière la mère de l'enfant retira quelques esquilles ; elle dit qu'elles tombèrent de la mâchoire du côté droit et que leur issue fut suivie d'une diminution dans les souffrances. Les antécédents héréditaires et personnels sont bons.

A son entrée à l'hôpital, c'est un enfant chétif et mal développé. Il y a une petite cicatrice juste au niveau de l'arcade, la moitié droite et inférieure de la joue, est attirée en dedans et forme un véritable creux. Il semble y avoir un léger épaississement autour de la branche ascendante droite du maxillaire inférieur, qui est fortement dévié à gauche ; les mouvements latéraux de la mâchoire sont impossibles. Il y a seulement deux millimètres d'intervalle entre les dents quand le malade ouvre la bouche aussi largement que possible. Le toucher digital montre que la moitié gauche de la cavité buccale est rétrécie par un épaississement au-devant du masséter.

12 décembre. — Le malade étant chloroformé, avec un ténotome boutonné, on divise toutes les parties molles autour de l'articulation. Comme les mouvements n'étaient pas améliorés, on élargit la blessure d'environ trois centimètres et l'on fit une entaille sur le milieu de son bord inférieur pour se donner plus de large. Les parties molles détachées, on mit à nu l'arcade zygomatique qui fut trouvée une fois et demie plus large qu'à l'état normal et entièrement unie à la branche du maxillaire. On enleva aussitôt 1 centimètre environ du bord inférieur de l'arcade zygomatique ainsi que tout le condyle, au moyen d'un ciseau. La mâchoire inférieure fut immédiatement rendue mobile et les incisives pouvaient aisément s'écarter de 2 centimètres et demi. Un vaisseau fut lié au catgut; on mit dans la plaie un bourdonnet de charpie imbibée d'huile phéniquée. La plaie fut suturée et pansée à l'iodoforme. Il n'y eut pas d'élimination de séquestres mais une formation considérable de nouvel os sur l'apophyse condylienne qui put être sentie avec le doigt. Les suites furent satisfaisantes; le bourdonnet de charpie fut retiré le 14 décembre et les sutures le 17.

Le 20 décembre, il y avait très peu de douleur et le malade pouvait séparer ses incisives d'environ 2 centimètres et demi sans l'aide d'un coin dont il se servait auparavant.

Le 31 décembre, il cassait des noix.

Le 6 janvier, le malade quitte l'hôpital : la plaie n'était pas encore complètement cicatrisée; quand il ouvre la bouche dans toute sa largeur il y a entre les dents un intervalle de 2 centimètres et demi.

### Observation XIV (Heath).

*Ankylose de l'articulation temporo-maxillaire gauche, division du col du condyle; amélioration non permanente; excision d'une partie du condyle et du col du condyle. Amélioration notable. In the British med. Journ.* 1884.

A. D. âgée de 9 ans, entra dans le service en 1884, se plaignant de ne pouvoir écarter les dents. Les antécédents héréditaires sont bons; dans son enfance elle eut de l'otorrhée et la rougeole, après laquelle il semble que son affection ait commencé. En 1870, elle entrait déjà dans le service; à cette époque les mâchoires pouvaient à peine se séparer et il y avait de l'épaississement au niveau de l'articulation temporo-maxillaire gauche. On divisa alors le col du condyle avec un ciseau et un maillet produisant à ce moment une légère amélioration mais qui ne se maintint pas.

Actuellement c'est une enfant paraissant bien portante, il existe une cicatrice déprimée, juste au-dessus de l'apophyse zygomatique gauche et une autre au-devant de l'angle de la mâchoire, il y a un épaississement notable au niveau du condyle gauche et du col du maxillaire inférieur; de même autour du masséter, qui n'est pas rigide. La malade ne peut séparer ses mâchoires que de 2 millimètres et on ne peut pousser l'écartement au-delà, il n'y a pas de mouvements latéraux.

26 mars. — Après chloroformisation : incision horizontale de 2 centimètres de long sur le col du condyle gauche, après avoir dégagé l'os des tissus avoisinants, section de l'os avec un ciseau, on enleva environ 1 centimètre et demi d'os, cette portion d'os consistait en la moitié antérieure de la surface articulaire du condyle gauche et presque tout le col du condyle : ce qui restait du condyle était intimement uni à la cavité glénoïde. L'on pouvait maintenant séparer avec facilité les mâchoires de

2 centimètres et demi. On place dans la plaie une mèche imbibée d'huile phéniquée; pansement à la ouate salicylée.

28 mars. — La plaie a bonne apparence; on enlève la mèche; la malade peut ouvrir sa bouche de près de 1 centimètre et demi elle ne peut fermer complètement l'œil gauche; la paupière inférieure paraît paralysée.

L'amélioration persiste.

6 avril. — La malade contracte un érysipèle dont elle guérit facilement en quelques jours sans aucun accident.

Au moment où elle quitte l'hôpital, la malade peut écarter ses mâchoires facilement, de 2 centimètres et mâcher de la croûte de pain.

## § II. *De la résection du condyle et de l'apophyse coronoïde.*

*Procédé de Kœnig* (1878). Dans le « Deutsche Zeitschrift für Chirurgie » Kœnig, après avoir recommandé de suivre avec rigueur toutes les règles de l'antiseptie, expose ainsi son manuel opératoire : une première incision est faite le long du bord inférieur de l'arcade zygomatique, d'une longueur d'environ trois centimètres, il faut diviser toutes les parties molles, le périoste et aller jusqu'à l'os. Du milieu de cette incision, on en fait une deuxième d'environ deux centimètres, dirigée en bas et perpendiculairement à la première et n'intéressant que la peau. On ne détache d'abord seulement que toutes les parties molles; on en dégage peu à peu la face antérieure de l'articulation, et procédant toujours de haut en bas, de façon à ne léser ni les vaisseaux parotidiens ni ceux de la face, que l'on saisit et que l'on fait rétracter, vers la partie inférieure. Puis on rugine de chaque côté de l'os en en détachant tout autour les parties profondes; l'on continue ainsi, mais il ne faut pas oublier de ménager l'artère maxillaire interne.

Une fois que cette première partie du travail est finie, il faut maintenant séparer le col du condyle au moyen de la scie à chaîne. La gouge et le marteau sont plus utiles, dans les cas où les parties osseuses sont considérables. Dans les cas que nous avons opéré, le col du condyle était très dur et sa section avec un ciseau étroit fut, dans ce cas, la partie la plus difficile de l'opération, mais qui n'aurait pas été plus aisée avec les petits mouvements de la scie à chaîne. L'articulation se présente alors bien nettement à vous, mais il faut que le ciseau suive bien exactement le bord inférieur de l'arcade zygomatique et qu'on lui donne une légère direction en bas de telle sorte que, dans la profondeur de la cavité glénoïde, on n'aille pas défoncer la voûte, ce qui peut fort bien arriver, si l'on donne à l'instrument une direction horizontale, et à plus forte raison s'il était dirigé en haut. Il faut manier le ciseau avec prudence en agissant par petits coups et ne jamais frapper sans en changer souvent la position. Une fois la diérèse obtenue, on extirpe alors la portion d'os excisé soit avec une gouge creuse, soit avec un davier. Il faut alors diviser les derniers faisceaux du ptérygoïdien externe et les quelques adhérences de la capsule. Si l'on croit la résection de l'apophyse coronoïde nécessaire, il suffit d'agrandir seulement de un centimètre, l'incision le long de l'arcade zygomatique. De cette façon on arrive facilement sur l'apophyse osseuse et l'on s'en débarrasse, suivant la circonstance soit au moyen du ciseau, soit avec la scie à chaîne. Enfin comme dernier temps de l'opération, on place un dilatateur (celui de Roser ou celui de Heister) entre les dents et l'on ouvre la bouche : comme nous l'avons déjà fait remarquer, ce traitement consécutif est d'une très grande importance. Pansement antiseptique et compression.

*Procédé de de Schullen* (1879). Une incision le long du bord externe de la branche montante amène, dit-il, presque infailliblement la section des rameaux artériels ou de filets nerveux. « Je ne saurais mieux faire que de recommander le procédé suivant, que j'ai suivi moi-même. J'ai coupé les téguments dans une étendue de deux centimètres à deux centimètres et demi, suivant une ligne commençant vers le bord inférieur de l'arcade zygomatique située au même niveau que le bord postérieur de l'apophyse coronoïde et descendant en bas et en arrière dans la direction du masséter. Les fibres sont écartées avec un instrument mousse. L'apophyse est mise à nue avec un élévateur, puis elle est sectionnée, avec un ciseau bien aiguisé sans que la muqueuse buccale soit lésée. »

### Observation XV (Kœnig)

*In Deutsche Zeitschrift für Chirurgie* 1878.

Sophie B. âgée de onze ans, entra dans le service le 10 octobre 1876. L'enfant prétend avoir eu, il y a quatre ans, un écoulement de l'oreille gauche et en même temps une tuméfaction de la région malaire correspondante. Après que ces accidents eurent duré environ une semaine ils commencèrent à s'amender peu à peu. Il y a environ trois mois, pour des douleurs excessivement vives, on fut obligé de lui extraire, l'avant-dernière molaire gauche, et c'est alors seulement à partir de cette époque, à ce qu'elle dit, que s'établit peu à peu l'ankylose de la mâchoire, sans avoir été précédée d'aucune tuméfaction notable. Par la face externe de l'articulation et par le conduit auditif, on explore facilement le condyle que l'on trouve épaissi. Les mouvements de l'articulation temporo-maxillaire ne sont pas complètement abolis. L'arcade dentaire inférieure du côté malade, peut s'écarter de l'arcade supérieure en laissant entre les dents, un espace vide d'environ un demi-centimètre, de telle sorte qu'il est possible à la malade de prendre des aliments liquides. Les parties molles paraissent complètement saines, les signes de rétractions musculaires sont fort peu marqués; sous le chloroforme, on peut, par des tentatives, avec le dilatateur de Heister, amener le maxillaire inférieur à s'écarter du maxillaire supérieur du côté sain, d'environ un centimètre, mais ce léger résultat est bien vite perdu et il paraît n'être dû pour ainsi dire qu'à une flexion élastique de l'os.

Après de nombreuses tentatives de dilatation forcée restées sans aucun résultat, nous résolûmes de lui faire le 29 novembre, la résection de l'articulation temporo-maxillaire, suivant une incision longeant le bord inférieur de l'arcade zygomatique et en opérant au moyen du marteau et du ciseau (Voir plus haut le manuel opératoire). On reséqua d'abord le col du condyle comme il ne restait pas trace d'articulation, nous reséquâmes les parties condylienne et coronoïdienne soudées au bord inférieur de l'arcade zygomatique. Puis à nouveau, sous le chloroforme, après avoir placé entre les arcades dentaires le dilatateur de Roser, on amena la bouche à son maximum d'écartement. Le pansement de Lister n'ayant pas été fait assez soigneusement, la plaie donna lieu à un peu de suppuration ; puis expulsion de quelques esquilles osseuses et légère suppuration par une petite fistule; le 30 décembre, les mouvements articulaires de la mâchoire étaient complètement rétablis.

## Observation XVI (Kœnig).

*In Deutsche Zeitschrift für Chirurgie* 1878.

Dorette B. âgée de vingt-sept ans entra dans le service dans le courant du mois d'octobre 1877. La malade a été atteinte il y a six ans d'une fièvre typhoïde très grave, délire, perte de connaissance, et à la suite de laquelle se développèrent, quelques abcès osseux à différentes régions. Ainsi la malade eut au niveau de la région externe, du tiers supérieur de la cuisse droite, une fistule donnant un léger suintement et allant jusqu'à l'os ; en même temps apparut une tuméfaction dure au niveau du coude gauche, tuméfaction limitée aux parties superficielles. Le symptôme le plus rebelle, qui persista, comme suite de l'inflammation temporo-maxillaire droite fut une ankylose presque totale de la mâchoire. De même ici, comme dans le cas précédent, le maxillaire inférieur, se laissait écarter du maxillaire supérieur, du côté sain, d'une distance de un centimètre environ. Sous le chloroforme il était impossible de pousser plus loin l'écartement des mâchoires, malgré de tentatives extrêmes. Il en résultait que la malade était forcée de ne faire usage que d'aliments liquides, de bouillies.

Au niveau de l'articulation apparut une tuméfaction dure répondant bien à la tête articulaire. Comme dans le cas précédent, la rétraction musculaire était peu accusée. Ce qu'il y avait encore de particulier chez cette malade, c'était que le menton, se trouvait fortement repoussé en arrière, de telle sorte que l'on devait penser tout d'abord à un arrêt de développement du maxillaire inférieur.

C'est le 31 octobre que j'opérais cette malade, suivant la méthode décrite plus haut. Une fois l'articulation mise à nu, on vit qu'il n'en existait plus de traces. On reséqua, l'apophyse coronoïde ainsi que la tête articulaire complètement déformée au moyen du ciseau, et ces portions d'os furent extraites, au moyen d'un davier et d'un élévateur. Il n'existait plus de cartilages, de menisque intra-articulaire. Les surfaces dépolies de la tête du condyle et de la cavité glénoïdale se trouvaient solidement unies l'une à l'autre, d'où, par ces changements anatomiques, abolition complète des mouvements de l'articulation.

Après l'opération on plaça un drain assez court dans la profondeur de la plaie et le pansement fut fait antiseptiquement. La guérison eut lieu sans traces de suppuration. La bouche qui, après l'opération, pouvait être ouverte comme à son maximum, conserva dans la suite cet état normal.

Dès la première semaine la malade put manger des aliments solides et sortait guérie le 16 novembre.

## Observation XVII (Hagedorn).

*In Verhandlungen der Deutschen Gesellschaft für chirurgie Neunter Congress.* 1880.

Une femme de 36 ans, fut atteinte il y a six ans, à sa troisième couche, d'un rhumatisme articulaire aigu, qui débuta par de vives douleurs au niveau de l'articulation temporo-maxillaire, puis les autres articulations furent prises à leur tour, ce qui força la malade à garder le lit durant 4 mois. Toutes les autres articulations revinrent bientôt à leur état normal, mais les cuisantes douleurs, persistèrent toujours dans l'articulation temporo-maxillaire ainsi que la difficulté de la mastication, l'ankylose s'accentua peu à peu dans la suite, et depuis deux ans cette ankylose est complète. Dans les premiers temps, la malade pouvait encore faire passer du pain amolli, à travers les dents de devant, mais bientôt elle fut obligée de le pousser avec ses doigts, et de l'attirer par succion, à travers un espace vide, situé du côté droit de sa mâchoire et dû à la chute de quelques dents. Les mâchoires étaient si rapprochées, que les incisives supérieures recouvraient presque complètement les inférieures. On fit l'opération de Kœnig, avec toutes les précautions antiseptiques. Après avoir mis du côté droit l'articulation à découvert, on reséqua au condyle, une portion d'os longue de 1 centimètre environ ; après cette intervention le maxillaire inférieur se laissait fort peu déplacer. On fit la même opération du côté gauche, et aussitôt la mâchoire se laissa facilement écarter au moyen du spéculum buccal de Heister. Pansement de Lister; huit jours après l'opération la malade pouvait mouvoir sa mâchoire, sans donner lieu à aucune réaction inflammatoire. La plaie du côté droit se réunit par première intention. Il y eut une légère suppuration du côté gauche. Maintenant, six semaines après l'opération, la malade peut fort bien tirer la langue, et les incisives supérieures peuvent être écartées des inférieures de 2 centimètres environ. En même temps la malade a reconquis la force nécessaire pour la mastication, et elle est en état de faire agir sa mâchoire inférieure tout à fait normalement. Dans ces derniers temps, les mouvements de l'articulation ont encore augmenté d'une façon notable.

## Observation XVIII (Langenbeck).

*In Verhandlungen des Deutschen Gesellschaft für chirurgie Neunter. Congress.* 1880.

Une femme dont l'âge est indéterminé, fut atteinte d'une inflammation des deux articulations temporo-maxillaires, ce qui amena une ankylose double complète de la mâchoire inférieure. Les dents des deux mâchoires étaient absolument serrées, et il était impossible à la malade de pouvoir se nourrir. Langenbeck détruisit cette ankylose au moyen du ciseau et du maillet.

Après l'opération la malade put ouvrir largement la bouche : et cette guérison persista aussi longtemps que la malade fut observée.

### Observation XIX (de Schulten).

*In Nord Med. Arkiv. Bd. IX.* 1878.

Il s'agit d'un jeune garçon âgé de 13 ans, qui, à l'âge de trois ans, eut la fièvre scarlatine et à la suite ankylose des deux articulations temporo-maxillaires. La mâchoire inférieure était complètement atrophiée; les dents de l'arcade dentaire supérieure, recouvraient et cachaient presque complètement l'arcade dentaire inférieure.

On fit d'abord la section des deux apophyses coronoïdes au moyen du ciseau, puis résection de l'articulation temporo-maxillaire gauche; les adhésions dans l'autre articulation furent détruites au moyen de la dilatation forcée de la mâchoire. Guérison assez rapide au moyen d'exercices répétés de l'articulation. Huit mois après l'opération la bouche pouvait être ouverte de 1 centimètre et demi.

### Observation XX (Ranke)

*In Verhandlungen des Deutschen Gesellschaft für chirurgie Vierzenther Congress* 1885.

B. de H. de Groningue, âgé de 10 ans, présenté au congrès de chirurgie de 1885, a souffert dans les premières années de sa vie, d'une suppuration de l'oreille gauche ainsi que d'un gonflement des ganglions cervicaux correspondants, qui même s'abcédèrent à différentes reprises. Sans aucun traitement particulier le malade vit son affection disparaître vers l'âge de 4 ans. A la partie inférieure du conduit auditif externe, non loin de l'insertion du tympan, on remarque un creux blanc, petit et cicatriciel, plus loin on trouve une plus grande cicatrice dans le quart inférieur du tympan ; l'acuité auditive est sensiblement la même que celle du côté opposé. Au cou on ne trouve que des cicatrices insignifiantes. Peu à peu à mesure que l'enfant se développait, les parents remarquèrent, qu'il pouvait ouvrir la bouche de moins en moins facilement, et enfin qu'il n'était plus en état de l'ouvrir. Alors on essaya de lui ouvrir la bouche avec le spéculum buccal de Heister, et on répéta un grand nombre de fois cette opération sans aucun résultat. Peu à peu le visage se déforma. Grâce aux soins particuliers avec lesquels les parents surveillaient l'alimentation de leur enfant, la santé générale n'en subit aucune atteinte.

Dans le courant de cette année, au mois de février, B. de H. nous fut amené dans notre clinique chirurgicale par un de nos collègues. En examinant ce vigoureux jeune homme, nous n'avons trouvé que les cicatrices, mentionnées ci-dessus, un bouchon graisseux dans le conduit auditif gauche et enfin une déformation du visage. A l'examen de la mâchoire nous constatons que le maxillaire inférieur ne s'adapte point exactement au maxillaire supérieur, que sur les parties latérales, mais que les incisives supérieures sont placées en arrière des incisives inférieures d'un millimètre, on ne peut donner à la bouche qu'une ouverture de 1 millimètre et demi. Nous essayons d'ouvrir la bouche avec le spéculum de Heister ou avec le coin de Roser et nous n'y parvenons qu'au prix de violentes douleurs et de flexions de l'os du côté gauche à une ouverture de q. q. millimètres. A la position des dents correspond une position spéciale du menton qui est dévié un peu vers la gauche. La moitié gauche du maxillaire inférieur est moins grande que la partie droite correspondante, elle a subi un arrêt dans son développement aussi bien dans la branche horizontale, que dans la branche montante. Les parties molles du côté malade, paraissent plus courtes et plus épaisses, la commissure des lèvres est plus élevée que de l'autre côté.

Le 0 mars 1885, avec toutes les précautions antiseptiques de rigueur nous pratiquâmes la résection de l'articulation temporo-maxillaire gauche d'après la méthode de Kœnig : je ne m'en écartais qu'en laissant de côté la deuxième incision de Kœnig (incision qui part du milieu de la première sur le bord inférieur de l'arcade zygomatique et qui n'entame que la peau). Grâce à la suppression de cette incision, l'opération devient à peine plus difficile, d'après mon expérience personnelle (expérience basée sur trois opérations, une par la méthode de Kœnig, les deux autres d'après la mienne) de cette façon le facial n'est pas entamé par l'incision, et il est protégé pendant que l'on s'occupe dans la profondeur des tissus : mais il ne faudrait pas considérer cette opération comme aisée, au contraire elle est extrêmement difficile. La plaie extérieure peut être très étroite, de cette façon on évite l'artère temporale et on ne déforme pas trop le visage. On saisit la partie d'os qui est à enlever dans une profondeur relativement grande, mais il ne faut pas oublier que l'on a à côté de ceci un grand nombre de vaisseaux et de nerfs, et pendant ce temps de l'opération, on a fort peu de place et trop peu de lumière. Nous eûmes comme autre ennui dans ce cas, la présence d'un os extrêmement dur, l'ankylose était devenue tout à fait osseuse, et non-seulement le condyle s'était fondu avec la base du creux, mais aussi l'apophyse coronoïde avait fait corps avec l'arcade zygomatique. On reséqua lentement avec le ciseau, d'après la méthode de Roser, ces deux prolongements, ce en quoi on suivit les préceptes de Kœnig. Dès que la continuité eut disparu, on put ouvrir la bouche de l enfant sans grande force et dès qu'on l'éveilla du sommeil chloroformique il put ouvrir la bouche facilement et sans grande douleur. L'enfant guérit sans une goutte de pus et il ne manifesta qu'un seul désir durant sa guérison, celui de casser des noix, ce qu'on le laissa faire (du reste circonstance heureuse pour la guérison). Deux semaines après l'opération, la plaie était complètement guérie, et enfin grâce à une dilatation continue et progressive quatre semaines plus tard le malade ouvrait la bouche de 3 à 4 centimètres. Enfin quatorze semaines après l'opération on ne distingua presque plus les cicatrices : il n'y a pas de poussée osseuse à l'endroit réséqué.

### Observation XXI (Ranke).

*In Verhandlungen des Deutschen Gesellschaft für chirurgie Vierzenther Congress* 1885.

Cette observation a été décrite avec détails en 1879, par mon excellent et très regretté élève, docteur Schippers dans le « Nederlandsch Tijdschrift voor Genneskunde : » Un homme âgé de vingt-cinq ans, eut une ankylose de l'articulation temporo-maxillaire droite, à l'âge de douze ans, suite de fracture directe et sous-cutanée, de la portion articulaire de la mâchoire. Les incisives pouvaient s'écarter à peine, l'une de l'autre d'une distance de un millimètre; la mâchoire inférieure par la croissance était restée seulement légèrement en arrière, et par conséquent la déformation du visage était aussi fort peu marquée. Malgré que le malade fut obligé pendant de longues années à ne prendre comme nourriture que des aliments liquides et en bouillie, son état général ne s'en ressentit nullement. Et alors dans ces circonstances, il avait considéré, pendant de longues années cette opération comme tout à fait inutile, lorsqu'enfin il se décida à se faire opérer, et il nous donnait comme raison, que son affection était plus notable; mais il craignait de ne pouvoir, avec cette ankylose, embrasser sa fiancée comme les jeunes gens embrassent les leurs. La résection fut faite, suivant la méthode de Kœnig et nous avons pu éviter de léser une branche du facial. Bien que la guérison fût retardée par l'élimination d'un petit séquestre, le résultat fut aussi bon que dans le cas précédent. Pendant les années suivantes la guérison s'est toujours maintenue.

### Observation XXII (Ranke).

*In Verhandlungen des Deutschen Gesellschaft für chirurgie Vierzenther Congress* 1885.

Tandis que dans les deux cas précédents il y avait eu suppuration et à la suite ankylose; dans notre troisième observation nous avons à faire à une ostéomyélite de la branche gauche du maxillaire inférieur, ostéomyélite aiguë et infectieuse chez une jeune fille de seize ans. Malgré les maladies du jeune âge chez la malade, le séquestre existait encore, séquestre de la grosseur de la moitié du maxillaire inférieur de celui d'un enfant de quatre à cinq ans, contenu dans une crypte mortifiée. Nous enlevâmes le séquestre, et après la guérison de la grande plaie et de la terminaison de toutes les fistules qui s'étaient produites, les unes dans l'intérieur de la bouche, les autres à l'extérieur, une deuxième opération devient nécessaire. On pouvait penser, pour mobiliser l'os nouvellement formé, à faire la résection de l'ankylose. Dans ce cas, il fallait détruire l'union qui existait entre le maxillaire inférieur et la base du crâne, puis enlever encore un pont osseux contenu dans le masséter, et qui reliait le maxillaire inférieur à l'arcade zygomatique. De cette façon la mobilisation devint plus grande, mais elle n'était pas encore complète comme dans les cas précédents. En outre à la suite des nombreuses cicatrices et de l'énorme morceau du maxillaire qu'on a enlevé, le visage de la malade est devenu très laid; le menton est resté en arrière. Mais l'état général de la jeune fille s'est bien amélioré, grâce à l'enlèvement des os, la suppuration par la bouche avait complètement disparu.

### Observation XXIII (Mears).

*In The Philadelphia Medical Times* 1883.

Jeune femme de vingt ans, qui, à l'âge de deux ans, avait reçu d'un de ses compagnons de jeux, un coup de feu de carabine de petit calibre; une partie de la charge était restée dans la plaie, on pouvait en voir encore des traces au niveau du cou. Le coup de feu fut dirigé de telle façon, que la plus grande partie de la joue gauche fut labourée, y compris l'apophyse zygomatique et l'os malaire et une partie du maxillaire supérieur; il s'en suivit une hémorrhagie très abondante, le médecin qui fut appelé, ne fit absolument rien pour la petite malade, disant qu'il était sûr qu'elle allait mourir. Les parents qui étaient des gens fort intelligents, firent de la compression, ce qui eut comme résultat, non seulement d'arrêter l'hémorrhagie mais de faire cicatriser la blessure, après l'élimination de quelques fragments d'os. Malheureusement il s'en suivit une ankylose complète de la mâchoire inférieure. Depuis dix-huit ans elle était incapable de mastiquer sa nourriture convenablement. Les dents ne purent se développer, les antérieures étaient rudimentaires; elle déclarait qu'elle les avait usées en essayant d'introduire des aliments dans sa bouche : sa voix était bonne. On trouva que les maxillaires étaient unis du côté gauche par une bande ferme, fibreuse ou osseuse, qu'un léger mouvement latéral seul existait dans l'articulation. Il y avait un ectropion considérable de la paupière inférieure de l'œil gauche, par suite de la traction des cicatrices, la cornée était devenue opaque.

Une opération plastique fut faite pour remédier à l'ectropion, et pour prévenir une défiguration. Au lieu de faire la ligne d'incision habituelle pour reséquer le maxillaire, on fit une incision à travers la cicatrice, directement vers le lobe de l'oreille; la branche montante du maxillaire fut alors divisée avec la scie, juste au niveau de l'apophyse coronoïde et les portions d'os attenantes, furent enlevées ou désarticulées. Six semaines après l'opération, la plaie était cicatrisée, excepté un petit point superficiel; l'ectropion était corrigé. La mâchoire pouvait s'ouvrir de deux centimètres et demi, et la malade pouvait mâcher ses aliments : enfin, elle fut munie de dents artificielles.

### Observation XXIV (Kulenkampff)

*In Centralblatt für Chirurgie* 1885.

Il s'agit d'un jeune garçon âgé de 11 ans, et qui, depuis l'âge de 5 ans, est atteint d'une suppuration de la branche horizontale gauche du maxillaire inférieur, suite probable de périostite. En octobre 1883, première opération, au moyen de la curette tranchante, râclage et extirpation de quelques séquestres; dans l'espace de deux mois, cette intervention amena une guérison radicale de ces phénomènes, sans qu'il n'y eut aucune amélioration du côté de l'ankylose qui existait déjà depuis de longues années ; ce qui avait amené un épuisement général complet, ainsi que la chute des dents par fragments; sous le chloroforme, il fut impossible de vaincre la constriction des mâchoires, la distance maxima entre les incisions était de 5 millimètres. Toute la région parotidienne, et surtout la région malaire, formaient un gonflement manifeste, ce qui avait valu à l'enfant dans tout son entourage, le surnom de « gros joufflu ».

N'obtenant aucun résultat par la dilatation forcée, je me déterminais alors à réséquer toute l'extrémité articulaire, suivant la méthode de Mears, et dans ce but, je fis une incision le long du bord inférieur de l'arcade zygomatique, jusqu'au niveau du conduit auditif externe, mais je fus obligé d'y ajouter une autre incision, partant de l'extrémité postérieure de la première ; plusieurs branches du facial furent coupées.

Quelques jours après l'opération, l'enfant était heureux de pouvoir mâcher. Un an après, il pouvait écarter ses mâchoires de trois centimètres ; la force nécessaire pour mâcher et pour fermer la mâchoire, était tout à fait normale. Les dents ne se correspondent pas très bien. Le gonflement des parties molles a notablement diminué ; la paralysie de quelques branches du facial a complètement disparu.

### Observation XXV (Kœnig).

*In Verhandlungen des Deutschen Gesellschaft für Chirurgie. Vierzenther Congress* 1885 (*Ranke*)

Kœnig rapporte dans son livre intitulé : « *Lehrbuch der allgemeinen chirurgie*, page 61 » le cas suivant : un jeune garçon âgé de 12 ans, de bonne santé générale, entre à l'hôpital pour se faire opérer d'une ankylose temporo-maxillaire unilatérale. Résection de l'articulation sous le chloroforme : toute l'opération eut lieu sans aucun accident : quand au moment de faire la suture de la plaie, le malade fut très agité, et on lui donna encore à respirer un peu de chloroforme : syncope et mort : toute les tentatives pour le rappeler à la vie furent vaines et inutiles.

### Observation XXVI (Kœnig).

(*Idem*).

Kœnig rapporte dans son ouvrage « *Speciellen Chirurgie* »

une observation d'ankylose de la mâchoire, suite de luxation irréductible guérie par la résection des deux articulations.

(Nous ne pouvons donner plus de détails au sujet de ces deux dernières observations, n'ayant pu nous procurer l'ouvrage de Kœnig.)

---

## CHAPITRE V

### Parallèle des différents procédés. Ostéotomie et Résection.

Il faut aller, dit Ollier, à la recherche d'une articulation, comme on va à la recherche d'une artère, par des incisions méthodiquement tracées. Ce précepte trouve bien ici son application; en effet la question de l'incision, soit pour l'ostéotomie, soit pour la résection de l'articulation temporo-maxillaire est d'une importance capitale à cause de la présence de filets nerveux importants, comme par exemple, la branche temporo faciale du nerf facial. A ce point de vue on peut classer les chirurgiens en deux catégories :

Les uns vont à la recherche de l'articulation par une incision directe : soit linéaire, dirigée parallèlement ou perpendiculairement à l'articulation, Richet, Bottini, Mazzoni; soit curviligne, Humphry, Bassini.

Les autres arrivent à l'articulation par la combinaison de deux incisions, combinaison différente suivant les auteurs, comme Kœnig, Bull, Abbe.

Little soulève un large lambeau en détachant les insertions du masséter sur la branche montante.

Nous ne parlerons pas du procédé de Dieffenbach, qui consiste dans la section du condyle et de l'apophyse coronoïde par l'intérieur de la cavité buccale, procédé complètement abandonné aujourd'hui.

Quand il ne s'agit de faire que la section du col du condyle, une seule incision peut encore suffire à la rigueur : quoique l'opérateur doive être fort gêné, surtout quand il arrive dans la profondeur de la plaie et qu'il est obligé de faire passer sous le condyle un instrument protecteur des parties molles voisines au moment de la section de l'os. Nous verrons plus loin les observations de Ranke à ce sujet. L'incision unique de Bottini nous semble d'abord insuffisante, puis dangereuse, le nerf facial ne nous paraissant pas assez protégé. Par une incision curviligne à convexité antero-inférieure, Bassini prétend arriver à ménager plus sûrement, les filets nerveux, ce qui n'est pas. Ce dernier auteur complique encore le manuel opératoire, en recommandant, de même que Little, l'emploi d'un petit trépan, pour faire la section de l'os.

Nous croyons donc, qu'il faut abandonner ces différents procédés à incision unique et avoir recours aux suivants, qui permettront d'après les lésions de l'articulation temporo-maxillaire de pratiquer, soit l'ostéotomie, soit la résection et du col du condyle et de l'apophyse coronoïde.

Kœnig fait une première incision le long de l'arcade zygomatique et une deuxième n'intéressant que la peau et partant du milieu de la première ; cette incision ne met pas assez sûrement les rameaux nerveux à l'abri et Ranke précisément dans une de ses observations, au sujet du manuel opératoire s'exprime en ces termes : « J'opérais d'après la méthode de Kœnig, mais je ne m'en écartais qu'en laissant de côté la deuxième incision, de cette façon le facial n'est pas entamé dans l'incision et il est protégé, pendant que l'on s'occupe dans la profondeur des tissus. » Mais plus loin il ajoute « il ne faudrait pas considérer cette opération comme aisée, au contraire elle est extrêmement difficile ; la plaie est très étroite et l'on a trop peu de place et trop peu de lumière. »

Abbe après avoir fait quelques expériences sur le cadavre a reconnu que l'on arrivait assez aisément à l'articulation par la combinaison de deux incisions en équerre, l'une horizontale de l'angle postérieur de l'os malaire au tubercule de l'apophyse zygomatique et l'autre verticale depuis ce même tubercule jusqu'à la partie moyenne du creux parotidien sur une longueur de 3 centimètres environ. Sauf quelques points de détail, c'est ce procédé qui nous paraît le plus pratique et duquel nous nous rapprochons le plus dans la description de notre procédé de choix.

---

## PROCÉDÉ DE CHOIX

Dans nos recherches à l'amphithéâtre, que malheureusement nous n'avons pu poursuivre aussi longuement que nous l'aurions désiré ; nous nous sommes efforcé de fixer quelques points de détail importants dans le manuel opératoire et de régler l'opération elle-même. Les deux grands écueils de cette opération et dont se sont préoccupés la plupart des chirurgiens, sont : le nerf facial et l'artère maxillaire interne, nous nous en sommes spécialement occupé dans nos expériences.

Pour le nerf facial, voici comment nous avons procédé : après avoir fait à la peau une incision de forme particulière (incision dont nous parlerons plus loin) nous avons soigneusement disséqué la région pour bien mettre à nu le facial et les branches qui croisent la base du col du condyle ; nous ne connaissions pas la distance qui sépare la branche temporo-faciale du nerf facial, de l'arcade zygomatique, c'était là le but de notre dissection ; par des mensurations attentives, mensurations prises juste au-devant de l'oreille, nous avons trouvé les chiffres suivants :

| | | | | | |
|---|---|---|---|---|---|
| 1er sujet, | côté | droit, | distance | = | 17mm |
| — | — | gauche, | — | = | 17mm |
| 2e | — | droit, | — | = | 18mm |
| — | — | gauche, | — | = | 18mm |

| | | | | | | |
|---|---|---|---|---|---|---|
| 3e | sujet, | côté | droit, | distance | = | $18^{mm}$ |
| — | — | — | gauche, | — | = | $18^{mm}$ |
| 4e | — | — | droit, | — | = | $20^{mm}$ |
| — | — | — | gauche, | — | = | $19^{mm}$ |
| 5e | — | — | droit, | — | = | $18^{mm}$ |
| — | — | — | gauche, | — | = | $18^{mm}$ |
| 6e | — | — | droit, | — | = | $10^{mm}$ |
| — | — | — | gauche, | — | = | $18^{mm}$ |

nous arrivons à conclure que cette distance équivaut en moyenne à $18^{mm}$, un bon travers de doigt.

Pour l'artère maxillaire interne, il faut quand on dégage l'os de son périoste et des parties molles avoisinantes, que la rugine courbe sur le plat, le seul instrument dont on puisse se servir sans aucun danger dans cette circonstance, il faut que cet instrument reste toujours au contact de l'os, que son front ou bout tranchant n'en quitte jamais la surface. Une fois que l'on a pu ainsi contourner le col du condyle, il n'y a plus rien à craindre, car aussitôt on place là soit une sonde cannelée courbe, soit tout autre instrument protecteur qui ne doit plus quitter cette position, jusqu'à la fin de l'opération. Dans nos expériences où nous avons fait la section osseuse sans grands ménagements soit avec la pince de Liston, soit avec le ciseau, soit avec la scie à chaîne, nous n'avons jamais trouvé de lésions de cette artère.

Le condyle et son col ne sont abordables que par le côté externe. Nous conseillons de suivre le procédé suivant, qui rend accessibles, d'abord le col et le condyle, ensuite à volonté l'apophyse coronoïde.

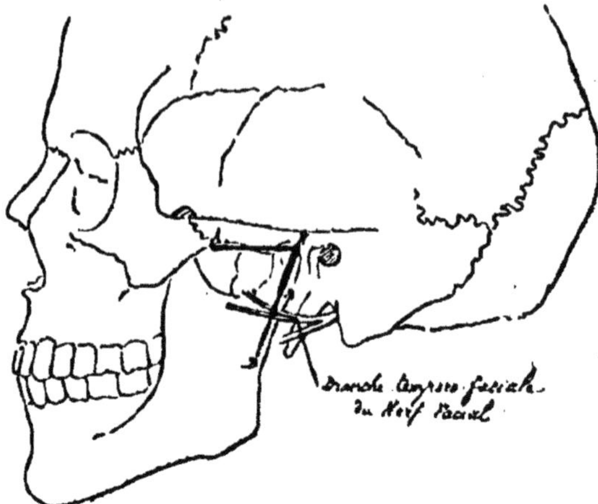

*Fig.* 3.

H. B. Incision partie de la racine sus-glénoïdale de l'arcade zygomatique, n'intéressant que la peau, longue de 4 centim. environ.

A. H. Incision longeant le zygoma, allant directement jusqu'à l'os, longue d'environ 3 centimètres.

A. H. B. Lambeau triangulaire qu'il faut disséquer et faire tenir rabattu en avant et en bas.

H. M. Incision profonde de 15 mm.

Nous décrirons quatre temps principaux (Voir la fig. 3).

*Premier temps.* — Faire une incision (H B) descendante légèrement oblique en avant comme le bord postérieur du maxillaire. Cette incision partie de la racine sus-glénoïdale de l'arcade zygomatique s'arrêtera à quatre centimètres plus bas, sans dépasser d'abord en profondeur le tissu cellulaire sous-cutané pour épargner sûrement la branche nerveuse temporo-faciale qui croise à un doigt de l'interligne.

Si l'on est obligé de découvrir et d'attaquer en outre l'apophyse coronoïde, il est évident qu'il faut à partir de l'extrémité supérieure de l'incision descendante, ajouter un trait horizontal A H de 3 centimètres longeant le zygoma et par conséquent inoffensif. Ce trait un peu moins prolongé en avant est encore utile lorsque la partie condylienne ou sous-condylienne doit être seule sectionnée ou réséquée.

Dans les deux cas donc l'incision angulaire qui ressemble sur la joue gauche à un 7 donne un petit lambeau triangulaire A H B qu'il faut disséquer et faire tenir rabattu en avant et en bas.

*Deuxième temps.* — Maintenant, il faut reconnaître, libérer et écarter les lobules supérieurs de la glande parotide : on donne quelques coups légers de pointe de bistouri au sommet de la région, jusqu'à ce que l'on voie quelques petits lobules de la glande venir faire hernie; la glande reconnue, on en libère et on en isole soigneusement le sommet, et une fois que l'on en a disséqué une portion suffisante pour la faire rétracter par un écarteur sans crainte de la voir échapper. A ce moment, le condyle et le col sont accessibles, mais la base de celui-ci reste croisée par la branche nerveuse temporo-faciale, noyée dans le tissu cellulaire. Il faut accrocher cette branche invisible avec un crochet mousse et solide, qui gratte d'abord vigoureusement le col et attire le plus bas possible tout ce qui pourrait être atteint par le trait profond qui va pénétrer jusqu'à l'os. Ce trait HM part de l'interligne articulaire, descend hardiment à 15 millimètres plus bas; on ne le prolonge que par nécessité, avec circonspection, et après s'être assuré que la branche nerveuse est bien abaissée par le crochet rétracteur.

*Troisième temps.*— L'os étant exposé, l'opérateur saisit la rugine courbe et la fait mordre dans la plaie périostique ou la pousse simplement au contact de la face externe du périoste, suivant les indications. Il arrive facilement à contourner l'os en avant, en arrière et même en dedans, pourvu qu'il abaisse suffisamment le manche de l'instrument, afin que son extrémité ne perde jamais le contact osseux. Bientôt la rugine engagée par derrière, le manche renversé au contact de la région sous-mastoïdienne, montre son bec en avant du col.

*Quatrième temps.* — C'est le moment de remplacer la rugine par une sonde malléable, à bec aplati, de bonne courbure et largement cannelée; on fait glisser dans sa rainure une aiguille courbe munie d'une scie à chaîne et l'on procède à la section en ayant soin de faire fixer la sonde cannelée par un aide. On peut extirper le condyle soit en le saisissant avec un davier, soit au moyen de la gouge et du maillet.

Ce procédé présente les avantages suivants :

1° La combinaison des deux incisions donne plus de large, et de cette façon on peut opérer plus aisément dans la profondeur ;

2° L'incision oblique descendante, n'intéressant que la peau et le tissu cellulaire sous-jacent, on n'est point exposé à blesser le nerf facial ;

3° Le sommet de la glande parotide est un point de repère important destiné à nous faire éviter la branche nerveuse temporo-faciale ;

4° L'artère maxillaire interne étant soigneusement protégée, aucune hémorrhagie grave n'est à craindre ;

5° Le condyle et l'apophyse coronoïde sont facilement atteints ;

6° La cavité buccale ne communique point avec la plaie que l'on peut traiter ainsi par un pansement antiseptique.

---

## OSTÉOCLASIE

En 1840, Carnochan de New-York, disions-nous dans notre historique, traitant une ankylose de la mâchoire par la dilatation forcée au moyen d'un instrument à vis détermina une fracture du condyle et obtint ainsi de la mobilité.

C'est là une autre méthode de traitement, l'ostéoclasie, qui pourrait être applicable dans l'ankylose temporo-maxillaire, pour certains cas particuliers, dans lesquels le chirurgien ne voudrait intervenir ni par l'ostéotomie, ni par la résection, et où il lui serait possible de saisir le maxillaire inférieur au moyen d'un appareil spécial destiné à produire la fracture de l'os, près de l'articulation.

Voici l' appareil, l'*ostéoclaste*, destiné à cette opération. Il se compose :

D'une plaque en acier I, garnie à l'intérieur, se moulant sur l'arcade dentaire inférieure et destinée à être placée sur cette arcade à l'intérieur de la bouche.

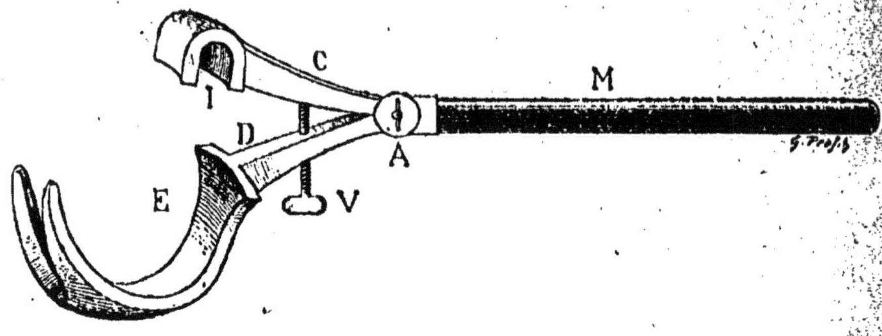


D'une deuxième plaque E, garnie de même à l'intérieur, embrassant complétement le maxillaire inférieur.

De chacun de ces deux arcs part une branche horizontale C D qui s'articule en A et vient former une solide poignée M. Une fois que l'on a introduit dans la bouche du malade l'arc métallique I, on rapproche le second arc E et entre eux deux on fixe fortement le maxillaire inférieur au moyen de la vis V. Il ne reste plus alors qu'à faire une forte pesée au moyen de la poignée M pour produire la fracture.

## CONCLUSIONS

1° L'ankylose vraie ou osseuse de l'articulation temporo-maxillaire ne comporte pas de traitement palliatif : une intervention chirurgicale est indispensable ;

2° L'ostéotomie sous-condylienne ou la section du col du condyle, dans le but de créer une pseudarthrose, est une opération qui ne paraît pas suffisante et qui donne lieu à la récidive ;

3° Les observations existant dans la science et résumées dans ce travail, montrent que la résection du condyle est jusqu'à présent la seule opération ayant donné des résultats satisfaisants et permanents ;

4° Peut-être dans les cas où cette opération ne paraîtrait pas applicable, pourrait-on tenter l'ouverture forcée de la bouche et la rupture de l'os dans le voisinage de l'ankylose.

| Nos | OPÉRATEURS | DATE | SEXE AGE | CAUSE ET DURÉE DE L'ANKYLOSE | OPÉRATION | RÉSULTAT | BIBLIOGRAPHIE | N° OBSERVATION |
|---|---|---|---|---|---|---|---|---|
| 1 | Humphry. (Cambridge.) | 1854 | F. 21 | Il y a 5 ans, chute? Rhumatisme. Semi ankylose depuis 2 ans. | Résection du condyle droit, section à la scie. | Rétablissement complet des mouvements. Constatation 9 mois après. | Association Medical Journal 1856. | Obs. VI. |
| 2 | Langenbeck. (Berlin.) | 1860 | H. ? | Malformation congénitale de la mâchoire inférieure. | Section des deux apophyses coronoïdes. | Guérison au bout de 3 semaines. Mouvements normaux et faciles. | Mémoire de de Schulten Archives générales de médecine, 1879. | Obs. IV. |
| 3 | Grube. (Charkow.) | 1863 | F. 21 | Carie de l'art. temporo-maxillaire. Ankylose complète depuis 13 ans. | Section du condyle et de l'ap. coronoïde. | Amélioration. Dilatation progressive prolongée. Constatation 8 mois après. | Gazette hebdomadaire, 1861. | Obs. V. |
| 4 | Bottini. (Turin.) | 1872 | H. 17 | Il y a 10 ans chute sur le menton. Ankylose double complète. | Résection des deux condyles avec le ciseau. | Deux semaines après, les mouvements sont presque normaux. Const. 1 an | Regia Academia di Medicina in Torino, 1872. | Obs. VII. |
| 5 | Little. (New-York.) | 1873 | F. 10 | Arthrite tuberculeuse. Ankylose complète depuis 2 ans. Côté gauche éc. : 6mm. | Résection du condyle droit. Section avec trépan. | Guérison avec écartement des mâchoires de 18mm, et 4 mois après : 2 cent. 1/2. | Transactions Med. Soc. State of New-York, 1874. | Obs. VIII. |
| 6 | Whitehead. | 1874 | F. 10 | Il y a 6 ans, scarlatine abcès temporo-malaire, ankylose. | Section des deux condyles avec la scie. | Guérison, ouvre la bouche presque en totalité. | British medical Journ. 1874. I. | Obs. II. |
| 7 | Kœnig. (Gottingen.) | 1870 | F. 11 | Il y a 4 ans, otite moyenne gauche. Ankylose depuis 3 mois. | Résection de l'art. temporo-maxillaire. | Expulsion de quelques esquilles osseuses. Un mois après, opération, mouvements normaux. | Deutsche Zeitschrift für Chirurgie, 1878. | Obs. XV. |
| 8 | Kœnig. (Gottingen.) | 1877 | F. 27 | Il y a 6 ans, fièvre typhoïde ; inflammation de l'art. temp. maxillaire dr. Ankylose. | Même opération que plus haut. | Guérison sans suppuration 15 jours après. Bon résultat fonctionnel. | Deutsche Zeitschrift für Chirurgie, 1878. | Obs. XVI. |
| 9 | Rossander. | 1877 | F. 7 | Il y a 2 ans, fièvre scarlatine ; ankylose complète depuis 1 an 1/2. | Section du condyle avec le ciseau. | Écartement des mâchoires de 2 cent. 1/2. Constatation après 3 mois. | Mémoire de de Schulten. Archives générales de médecine, 1879. | Obs. I. |
| 10 | Schulten. | 1878 | H. 13 | Il y a 10 ans, fièvre scarlatine. Ankylose double de la mâchoire. | Résection de l'art. temporo-max. gauche. | Amélioration, constatation 8 mois après ; écartement de 1 cent. 1/2. | Archives générales de médecine, 1879. | Obs. XIX. |
| 11 | Ranke. (Groningue.) | 1878 | H. 25 | Il y a 12 ans, fracture de la mâchoire sans plaie. Ankylose. | Résection de l'art. temp. max. gauche. | Guérison avec légère suppuration ; écartement des mâch. de 2 cent. Const. 7 ans. | Chirurgen Congresse Verhandlung, 1885. | Obs. XXI. |
| 12 | Mazzoni. (Rome.) | 1878 | F. 27 | Luxation irréductible. Ankylose complète depuis 8 mois. | Résection des deux condyles, section avec pince Liston. | Guérison, mouvements normaux. Constatation 3 mois après. | Clinica chirurgica Roma, 1878. | Obs. IX. |
| 13 | Hagedorn. (Magdebourg) | 1880 | F. 30 | Il y a 6 ans, état puerpéral ; rhumatisme art. temporo-maxillaire. Ankylose depuis 2 ans. | Résection des deux articulations. | Guérison par première intention à gauche. Légère suppuration à droite. Éc. 2 cent. | Chirurgen Congresse Verhandlung, 1880. | Obs. XVII. |

| Nos | OPÉRATEURS | DATE | SEXE AGE | CAUSE ET DURÉE DE L'ANKYLOSE | OPÉRATION | RÉSULTAT | BIBLIOGRAPHIE | N° OBSERVATION |
|---|---|---|---|---|---|---|---|---|
| 14 | Langenbeck. (Berlin.) | 1880 | F. ? | Inflammation des deux articulations. Ankylose complète. | Résection des deux articulations avec ciseau. | Guérison, la malade peut ouvrir largement la bouche. | Chirurgen Congresse Verhandlung, 1880. | Obs. XVIII. |
| 15 | Abbe. R. (New-York.) | 1880 | H. 10 | Il y a 7 ans, fièvre scarlatine, otite moyenne double. Ankylose depuis 4 ans. | Ostéotomie cunéiforme du col du condyle. | Guérison et amélioration de l'état général. Constatation 4 mois après. | New-York Med. Journ. 1880. | Obs. III. |
| 16 | Pughe. | 1882 | H. 4 | Il y a 2 ans, trauma violent sous le menton. Depuis ankylose. | Résection du condyle gauche. Hémorrhagie veineuse. | Deux mois après le malade peut écarter les mâchoires de 2 cent. 1/2. Const. 7 mois. | Lancet, 1883. | Obs. X. |
| 17 | Mears. (New-York.) | 1883 | F 20 | Il y a 18 ans, coup de feu. Depuis ankylose complète. | Résection de l'articulation temporo-max. gauche. | Six semaines après guérison. Ecartement des mâchoires atteint 2 cent. 1/2. | Transactions of the Americ. Surg. Association, 1883. | Obs. XXIII. |
| 18 | Heath. | 1883 | F. 36 | Il y a 16 ans, variole, puis rhumatisme. Ankylose depuis 12 ans. | Résection du condyle et d'un fragment de l'apophyse coron. | Guérison au bout de 16 jours : quelques mois après les mouvements sont très satisfaisants. | British Med. Journ., 1884. | Obs. XII. |
| 19 | Heath. | 1883 | H. 12 | Il y a 10 ans, chute sur la tête. Ankylose depuis 3 ans. | Résection du condyle et d'une partie du zygoma. | Guérison : quinze jours après l'opération le malade casse des noix Ecart. 2 cent. 1/2. | British Med. Journ., 1884. | Obs. XIII. |
| 20 | Heath. | 1884 | F. 9 | Dans son enfance, otorrhée et rougeole. Ankylose depuis 6 ans. | Résection du condyle gauche et du col. | Erysipèle : guérison 1 mois après l'opération. Ecartement des mâch. de 2 cent. | British Med. Journ., 1881. | Obs. XIV. |
| 21 | Bull. (New-York.) | 1885 | H. 14 | Il y a 4 ans, otite moyenne droite. Ankylose complète depuis 3 ans. | Résection du condyle et du col ; côté droit. | Guérison. Deux mois après écartement des mâchoires de près de 3 cent. | New-York Med. Journ., 1885. | Obs. XI. |
| 22 | Kulenkampf. | 1885 | H. 11 | Il y a 6 ans, arthrite tuberculeuse ; expulsion de sequestres. Ankylose | Résection de l'articulation temporo-max. gauche. | Guérison. Un an après l'opération ; l'écartement 3 cent. 1/2. | Centralblatt für chirurgie, 1885. | Obs. XXIV. |
| 23 | Ranke. (Groningen.) | 1885 | H. 10 | Il y a 5 ans, otite moyenne gauche. Dès cette époque, l'ankylose s'est établie. | Résection de l'articulation temporo-max. gauche. | Guérison et un mois après l'opération le malade ouvre la bouche de 3 cent. Const. 4 mois après. | Chirurgen Congresse Verhandlung, 1885. | Obs. XX. |
| 24 | Ranke. (Groningen.) | 1885 | F. 16 | Ostéomyélite aiguë de la branche gauche du max. Ankylose complète. | Résection de l'art. temp. max. gauche. | Amélioration peu notable : état général très amélioré. | Chirurgen Congresse Verhandlung, 1885. | Obs. XXII. |
| 25 | Kœnig. (Gottingen.) | | H. 12 | Ankylose temporo-maxillaire unilatérale. | Résection de l'articulation. | Mort par syncope sous la chloroformisation. | Lehrbuch der Allgemeinen chirurgie, p. 61. | Obs. XXV. |
| 26 | Kœnig. (Gottingen.) | | ? | Luxation irréductible : ankylose. | Résection des deux articulations. | Bon résultat. | Lehrbuch der speciellen chirurgie. | Obs. XXVI. |

## INDEX BIBLIOGRAPHIQUE

ABBE ROBERT. — An operation for the relief of anchylosis of the temporo-maxillary joint etc... — The New-York Med. Journ. 1880, p. 302.

BASSINI. — Sul senamento delle mascelli. — Annali universeli di med. et chirurg. Milano, 1879. T. CCXLVII, p. 155.

BERARD. — Art. mâchoires. Dict. en 30 volumes. 1838. T. XVIII, p. 440.

BERRUT. — Thèse de concours d'agrégation. 1860.

BLAVETTE. — Thèse de Paris. 1860.

BOTTINI. — Asportazione d'ambo i condili etc... Communicacione fata alle Regia Academia di Medicina in Torino. 1872, p. 540.

BULL. — Excision of the condyle and neck of inferior maxilla for anchylosis. New-York, Med. Journ. 1885, p. 05.

CECCHERELLI. — Il secramento del mascelle. Milano, 1884.

DEMARIA. — Gaz. med. di Torrino. 1884, p. 745.

DIEFFENBACH. — Die operative chirurgie. 1856, I, 435.

DUNETT SPANTON. — Of the treatment of the closure of the jaws. Lancet, 16 avril, p. 616, 1881.

DUPLAY. — Archives Générales de Médecine, 1864.

FARABEUF. — Résections de la mâch. in. Précis de Manuel Opératoire, 1885, p. 841.

GRUBE. — Ankylosis mandibulæ vera. Archiv. für Clin. chirurgie. 1863, p. 168.

GUYON. — Art maxillaires. Dict. Encycl. Sc. méd.

HAGEDORN. — Chirurgen Congresse Verhandlung. 1880, T. I, p. 62.

HEATH. — Four cases of the closury of the jaws, three of whics were treated by removel of the condyle and neck of the jaw. British. Med. Journ. 1884, p. 1,190.

HUETER. — Virchow-Hirsch'schen Jahresberichte. 1872, p. 482.

HUMPHRY. — Excision of the condyle of the jaws. Association Medical Journ. 1856, p. 61.

HEALY. — Ankylose double de l'articulation temporo-maxillaire. Gazette médicale. 1841, p. 550.

KŒNIG. — Deutsche Zeitschrift für Chirurgie. 1878, T. X, p. 26.

Id. — Lehrbuch der allgemeinen chirurgie, p. 61.

KULENKAMPF. — Zur operetion der Kieferklemme. Centralblatt für Chirurgie. 1885, p. 187.

LANGENBECK. — Résection beider Kiefergelenke wegen totales ankylose. Chirurg. Cong. Verhandlung. 1880.

LITTLE. — Closure of the jaws. Transactions Med. Soc. State of New-York. 1874.

MAAS. — Ankylose des Unterkiefers. Langenbeck's Archiv. T. XIII, p. 429.

MALGAIGNE. — Manuel de méd. opératoire. Art. résections. Edition revue par L. Le Fort.

MATHÉ. — Thèse de Paris. 1864.

MAUR. — Thèse de Paris. 1874.

MAZZONI. — Clinica chirurgica. Roma, 1878, p. 105.

MEARS. — Transactions of the Americ Surg. Association, 1883, VI, p. 469.

OLLIER. — Traité des résections. Paris, 1886.

PAYAN. — Gazette médicale. 1841, p. 550.

PUGHE. — Case of résection for osseous anchylosis of the jaw. Lancet, 1883, p. 636.

RANKE. — Zur resection des Unterkiefergelen kres bei ankylosis vera mandibulæ. Archiv. für Clin. Chirurg. — Chirurg. Congresse Verhandlung. 1885.

RICHET. — Des opérations applicables aux ankyloses. Thèse de concours. 1850.

SARRAZIN. — Thèse de Paris, 1855.

SCHIPPERS. — Ned. Tydschrifft voor Geneeskunde. 1879, p. 385.
SCHULTEN. — Archiv. Gén. de Médecine. 1879.
SNELL. — Archiv. Gén. de Méd. 1827.
TAMBURINI. — Lo Sperimentale. 1877, T. I, p. 363.
VELPEAU. — Méd. opératoire. 1839.
VERNEUIL. — Archiv. Gén. de Médecine, 1860.
WHITEHEAD. — British Medical Journal. 1874, avril.

Vu par le Doyen :
BÉCLARD.

Vu par le Président de Thèse :
LÉON LE FORT.

Vu et permis d'imprimer :
*Le vice-recteur de l'Académie de Paris,*
GRÉARD.



Paris. — Imprimerie G. Picquoin, 51, rue de Lille.

A LA MÊME LIBRAIRIE

## DES IMMUNITÉS MORBIDES

**Par le Dr DUBREUILH**
Professeur Agrégé à la Faculté de Bordeaux.

**Prix : 5 francs.**

---

## LA MORT CHEZ LES PHTISIQUES

**Par le Dr MOUSSOUS**
Professeur Agrégé à la Faculté de Bordeaux.

**Prix : 4 fr. 50.**

---

## DES ACCIDENTS IMPUTABLES A L'EMPLOI CHIRURGICAL DES ANTISEPTIQUES

**Par le Dr F. BRUN**
Chirurgien des Hôpitaux.

**Prix : 5 francs.**

---

## DES NÉPHRITES INFECTIEUSES AU POINT DE VUE CHIRURGICAL

**Par le Dr BARETTE**
Ancien Interne des Hôpitaux de Paris,
Prosecteur à la Faculté de Médecine.

**Prix : 6 francs.**

Paris, Imp. G. Picquoin, 51, rue de Lille.

www.ingramcontent.com/pod-product-compliance
Ingram Content Group UK Ltd.
Pitfield, Milton Keynes, MK11 3LW, UK
UKHW020332250726
13967UKWH00005B/1984

9 782013 537339